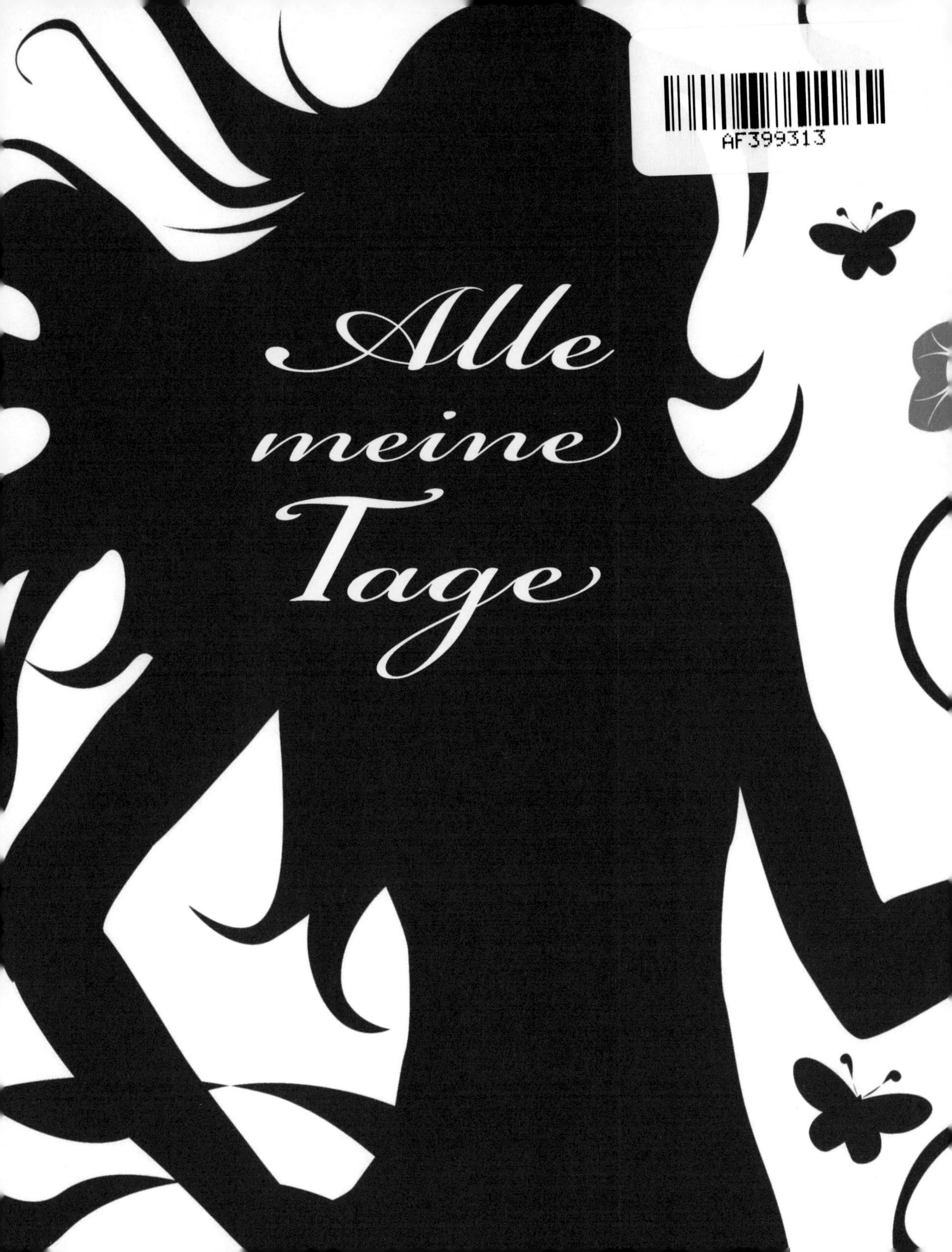
Alle
meine
Tage
AF399313

Bibliografische Information der Deutschen Nationalbibliothek
Die Deutsche Nationalbibliothek verzeichnet diese Publikation in der Deutschen Nationalbibliografie; detaillierte bibliografische Daten sind im Internet über http://dnb.d-nb.de abrufbar.

Alle meine Tage – Menstruationskalender
Autorin: Dr. phil. Caroline Oblasser

Besonderer Hinweis

2. Auflage   Januar 2015
© 2012–2015
Verlagsanschrift   Anton-Hochmuth-Straße 8, 5020 Salzburg, Österreich
Internet   www.editionriedenburg.at
E-Mail   verlag@editionriedenburg.at

Fachlektorat   Anna Rockel-Loenhoff, Unna
Lektorat   Dr. phil. Heike Wolter, Regensburg

Satz und Layout   edition riedenburg
Fotonachweis   Mädchen mit Hund + Illus © Vanessa – Fotolia.com
Herstellung   Books on Demand GmbH, Norderstedt

ISBN 978-3-902647-51-1

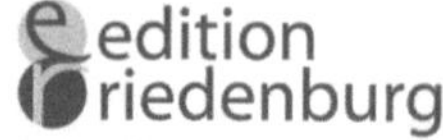

Erstelle dein eigenes Inhaltsverzeichnis zum leichteren Auffinden bestimmter Zyklen

Zyklus (Zeitraum, Bemerkung)	Seite

Zyklus und
Menstruation sind im
fließenden Einklang
mit deiner Natur.

Regelstart, Kinderwunsch und Verhütung

Woher weißt du, wann die Regel beginnt? Vielleicht bist du eine derjenigen Frauen, die ein untrügliches Gespür dafür haben, wann ihre Regel einsetzt. Vielleicht wirst du aber auch regelmäßig durch deine Blutung überrascht und ärgerst dich, weil du wieder einmal nicht mitbekommen hast, wann es so weit ist. Das Führen eines Menstruationskalenders kann dir unkompliziert Auskunft darüber geben, wann in etwa die nächste Regelblutung einsetzt. Notiere deine morgendliche Aufwachtemperatur, bevor du geturnt, gefrühstückt oder Zähne geputzt hast, am besten noch während du im Bett liegst. Sobald deine Temperaturkurve deutlich abfällt, setzt die Regel ein und das unbefruchtete Ei wird, eingebettet in reichlich Menstruationsflüssigkeit, ausgeschieden.

Auf den folgenden Seiten kannst du mittels Temperaturmessen deinen Menstruationskalender führen und gleichzeitig die Beobachtung deines Körpers perfektionieren. Du wirst feststellen, dass spätes Ins-Bett-Gehen oder Alkoholkonsum am Vorabend deine Aufwachtemperatur verfälschen und in die Höhe treiben. Aber mit ein bisschen Übung bist du schon bald ein Regel-Profi und lässt dir nichts mehr vormachen, was deinen weiblichen Zyklus angeht.

Praktischerweise kannst du deinen Menstruationskalender bei Bedarf auch zur Verhütung oder zum Kinderwunsch einsetzen. Für die Verhütung einer Schwangerschaft darfst du an den Tagen vor dem Eisprung bis einige Tage nach dem Eisprung keinen Sex mit Spermiengabe mehr haben. Für die Erfüllung eines Kinderwunsches solltest du genau an jenen Tagen mit deinem Partner aktiv sein.

Der Beginn der fruchtbaren Zeit kündigt sich meist durch Scheidenschleim an, der nach und nach besser spinnbar wird und sich um die Eisprungzeit herum ähnlich wie Eiklar anfühlt. Der aufgebaute Gebärmutterschleim möchte, falls dein Ei unbefruchtet geblieben ist, wieder abgelassen werden – daher wirst du in deinem Menstruationsblut auch reichlich Schleim entdecken können.

Praxis-Tipp: Auch für den PC und das Mobiltelefon gibt es, je nach Software, unterschiedliche elektronische Menstruationskalender, in welche du deine gemessenen Aufwachtemperaturen sowie Schleimkonsistenz und andere Beobachtungen eintragen kannst. Eine Internet-Recherche zum Thema „sympto-thermale Verhütung" oder „natürliche Familienplanung" kann dir hilfreiche Ergebnisse liefern. Auf weiterführenden Informationsseiten und in geeigneten Büchern lernst du für den Fall der gewünschten natürlichen Verhütung oder bei Bestehen eines Kinderwunsches auch, deine fruchtbaren und unfruchtbaren Tage noch genauer einzugrenzen.

Muster-Zyklus

Kürzester Zyklus bislang: __26__ Tage
Längster Zyklus bislang: __34__ Tage

Messort:
Po ☒
Scheide ☐
Mund ☐
Ohr ☐

Zyklusbeginn (1. Tag der Periode) am: __25__ . __04__ . 20 __11__   Thermometer: __Digital__

Datum	25.04.2011	26	27	28	29	30	1	2	3	4	5	6	7	8	9	10	11	12	13	14	15	16	17	18	19	20
Zyklus-Tag	1	2	3	4	5	6	7	8	9	10	11	12	13	14	15	16	17	18	19	20
Blutung	▨	▨	▨	▨	▨															
Sex (X)			X	X	X															X
Schleim (f=feucht, k=klebrig, s=spinnbar)								∅	∅	f	f	k	k	S	**S**	S	S	k	k	∅
Eisprung (E)															E					
Messzeit	7	6⁴⁵	7	7	7	9	9	7	6³⁰	7	7¹⁵	6³⁰	7	7¹⁵	7	7	6³⁰	7	6⁴⁵	7

Datum	21	22	23	24	25	26	27	28	29	30	31	1	2	3
Zyklus-Tag	21	22	23	24	25	26	27	28	29	30	31	32	33	34	35	36	37	38	39	40
Blutung									▨	▨										
Sex (X)				X	X		X	X	X											
Schleim	∅																			
Eisprung (E)																				
Messzeit	8	7	9	7	6³⁰	7	7¹⁵	6	6³⁰	7										

Temperaturskala (Meine morgendliche Aufwachtemperatur): 37,5 · 37,4 · 37,3 · 37,2 · 37,1 · **37,0** · 36,9 · 36,8 · 36,7 · 36,6 · 36,5 · 36,4 · 36,3 · 36,2 · 36,1

(Im Temperaturfeld handschriftlich eingetragen: 8 7 6 5 4 3 2 1)

Zyklus-Tag	1	2	3	4	5	6	7	8	9	10	11	12	13	14	15	16	17	18	19	20
Alkohol?					Wein															
Party, spät ins Bett?				spät	Feier															
krank? Fieber?																				
Stillen? voll / teil																				
sonstige Vermerke															Mittelschmerz					

Verhütung oder Kinderwunsch? Die kleine Fruchtbarkeits-Statistik:

Früheste erste höhere Messung (Eisprungzeit) in diesem Zyklus an Tag **1 7**

Früheste erste höhere Messung (Eisprungzeit) aller bisherigen Zyklen inkl. diesem Zyklus an Tag **1 7**

Minus 8 fruchtbare Tage = frühester als fruchtbar angenommener Tag bislang **0 9**

Tipp: Trage zusätzlich in der Zeile „Eisprung" deine von der Temperaturmessung unabhängige, gefühlte oder vermutete Eisprungzeit ein. Manche Frauen spüren ihre Eierstöcke zur Eisprungzeit (eigenartiges Ziehen bzw. Stechen rechts oder links unterhalb des Nabels). Auch der Scheidenschleim hat zur Eisprungzeit eine glasig-spinnbare, fast flüssige Konsistenz, ähnlich Eiklar.

Vielleicht fällt dir auch eine Veränderung deiner Brust auf, die du in der Zyklus-Kurve notieren möchtest.

Jeder Zyklus ist anders! Daher ist auch der Muster-Zyklus auf der linken Seite lediglich beispielhaft zu verstehen. Es wird einige Zyklen brauchen, bis du mit der Aufzeichnung deines eigenen, ganz persönlichen Zyklus wirklich gut vertraut bist. Du siehst beim Muster-Zyklus, dass die Temperatur an Tag 6 und 7 „ausgerissen" ist und daher eingeklammert, also nicht als echter Temperaturanstieg gewertet wurde. Grund für die erhöhte Temperaturlage waren spätes Zu-Bett-Gehen und der Konsum von Alkohol am Vorabend der beiden Messungen. Auch wurde erst um 9 Uhr gemessen.

Weiters siehst du, dass nach dem vermuteten, gefühlten Eisprung (E) an Tag 15 die Temperatur an Tag 17 (eingeringelt) deutlich, also um mehr als 2/10°C, angestiegen ist. Auch der Scheidenschleim zeigt, dass es sich hier um den Übergang von der fruchtbaren in die unfruchtbare Phase gehandelt hat: aus s = spinnbarer wurde k = klebriger Schleim an Tag 18.

Ab wann und für wie lange bist du unfruchtbar? Man geht davon aus, dass eine Frau ab dem Abend der dritten echten höheren Messung **nach** dem Eisprung inkl. Schleim-Höhepunkt bis zum Eintritt der nächsten Regel sicher unfruchtbar ist. Im Muster-Zyklus wäre das ab dem Abend des 19. Zyklustages bis zum 29. Zyklustag gewesen. Die weiterhin als unfruchtbar geltende Zeit wird bis zum Ende des 6. Tages des darauffolgenden neuen Zyklus (Zyklusbeginn: echter Temperatursturz nach echter Temperaturhochlage inkl. Einsetzen der echten Regelblutung) angenommen.

Wenn du mit deinem Zyklus schon sehr gut vertraut bist und dein Zyklus sehr regelmäßig ist, kannst du die vermutlich unfruchtbare Zeit **zu Beginn** eines Zyklus durch genaue Schleim-, Temperatur- und Eisprungsymptom-Beurteilung noch etwas weiter ausdehnen. **Vor** einem Eisprung besteht prinzipiell jedoch immer die Chance auf eine Empfängnis. Dies solltest du jedenfalls bedenken, wenn du ganz sicher verhüten möchtest, und im Zweifelsfall die sicher unfruchtbare Zeit der zweiten Zyklushälfte abwarten. Bedenke nämlich, dass die Spermien etliche Tage in deinem Körper überleben können und dass sich der Eisprung zumeist nicht ganz genau eingrenzen lässt. Einige Tage als zusätzlicher „Puffer" (Minus 8-Regel) sind also nötig, damit keine ungewollte Schwangerschaft eintritt. Die Verwendung eines Kondoms in der fruchtbaren Zeit ist zwar möglich, jedoch verlässt du dich dann auf die Sicherheit des verwendeten Präservativs, und nicht auf die Zyklus-Sicherheit deines Körpers. Ein Kondom kann außerdem einen zusätzlichen, aber leider nicht 100%igen Schutz vor Infektionskrankheiten bieten.

Übrigens: Früher haben manche Frauen nur die Temperatur gemessen und sich dann fallweise über eine versehentlich eingetretene Schwangerschaft gewundert. Heute wissen wir, dass die reine Temperatur-Beobachtung NICHT ausreicht, um sicher zu verhüten. Die Beobachtung des Scheidenschleims ist unbedingt erforderlich, um die unfruchtbare von der fruchtbaren Zeit genau unterscheiden zu können. Mit etwas Übung wirst du deinen Scheidenschleim schon sehr bald gut unterscheiden können, eventuell sogar am Duft, jedenfalls aber an seiner Spinnbarkeit (klebrig = wenig fruchtbar, spinnbar = sehr fruchtbar). Auch deinen Partner kannst du in die Geheimnisse des Scheidenschleims einweihen.

Temperatursturz = Regelbeginn: Im Muster-Zyklus tritt der Temperatursturz an Tag 30 auf, das heißt, die Regel setzt ein und somit beginnt ein neuer Zyklus. Der alte Zyklus hatte bei unserem Beispiel also 29 Tage, aber bei dir wird es vermutlich Zyklen geben, die deutlich kürzer oder länger sind als unser Muster-Zyklus. Beobachte dich und finde heraus, was sich wann bei dir ereignet und welchen Verlauf deine Zyklen haben.

Mein Zyklus Nummer:

Kürzester Zyklus bislang: _________ Tage

Längster Zyklus bislang: _________ Tage

Messort:
Po ☐
Scheide ☐
Mund ☐
Ohr ☐

Zyklusbeginn (1. Tag der Periode) am: _____ . _____ . 20 _____   Thermometer: ____________________

Zyklus-Tag	1	2	3	4	5	6	7	8	9	10	11	12	13	14	15	16	17	18	19	20	21	22	23	24	25	26	27	28	29	30	31	32	33	34	35	36	37	38	39	40
Blutung																																								
Sex (X)																																								
Schleim f = feucht k = klebrig s = spinnbar																																								
Eisprung (E)																																								

Meine morgendliche Aufwachtemperatur:

37,5
37,4
37,3
37,2
37,1
37,0
36,9
36,8
36,7
36,6
36,5
36,4
36,3
36,2
36,1

Messzeit

Zyklus-Tag	1	2	3	4	5	6	7	8	9	10	11	12	13	14	15	16	17	18	19	20	21	22	23	24	25	26	27	28	29	30	31	32	33	34	35	36	37	38	39	40
Alkohol?																																								
Party, spät ins Bett?																																								
krank? Fieber?																																								
Stillen? voll / teil																																								
sonstige Vermerke																																								

Verhütung oder Kinderwunsch? Die kleine Fruchtbarkeits-Statistik:

Früheste erste höhere Messung (Eisprungzeit) in diesem Zyklus an Tag

Früheste erste höhere Messung (Eisprungzeit) aller bisherigen Zyklen inkl. diesem Zyklus an Tag

Minus 8 fruchtbare Tage = frühester als fruchtbar angenommener Tag bislang

Tipp: Trage zusätzlich in der Zeile „Eisprung" deine von der Temperaturmessung unabhängige, gefühlte oder vermutete Eisprungzeit ein. Manche Frauen spüren ihre Eierstöcke zur Eisprungzeit (eigenartiges Ziehen bzw. Stechen rechts oder links unterhalb des Nabels). Auch der Scheidenschleim hat zur Eisprungzeit eine glasig-spinnbare, fast flüssige Konsistenz, ähnlich Eiklar.

Meine Monatshygiene-Produkte in diesem Zyklus:

Meine Schmerzen bzw. Schmerzmittel in diesem Zyklus:

Meine Erfahrungen mit der freien Menstruation in diesem Zyklus:

Verhütung / Kinderwunsch in diesem Zyklus:

Was in diesem Zyklus außerdem wichtig ist:

Mein Zyklus Nummer:

Kürzester Zyklus bislang: ________ Tage

Längster Zyklus bislang: ________ Tage

Messort:
Po ☐
Scheide ☐
Mund ☐
Ohr ☐

Zyklusbeginn (1. Tag der Periode) am: _____ . _____ . 20 ____   Thermometer: ____________________

Zyklus-Tag	1	2	3	4	5	6	7	8	9	10	11	12	13	14	15	16	17	18	19	20	21	22	23	24	25	26	27	28	29	30	31	32	33	34	35	36	37	38	39	40
Blutung																																								
Sex (X)																																								
Schleim (f = feucht, k = klebrig, s = spinnbar)																																								
Eisprung (E)																																								

Meine morgendliche Aufwachtemperatur

37,5
37,4
37,3
37,2
37,1
37,0
36,9
36,8
36,7
36,6
36,5
36,4
36,3
36,2
36,1

Messzeit																																								

Zyklus-Tag	1	2	3	4	5	6	7	8	9	10	11	12	13	14	15	16	17	18	19	20	21	22	23	24	25	26	27	28	29	30	31	32	33	34	35	36	37	38	39	40
Alkohol?																																								
Party, spät ins Bett?																																								
krank? Fieber?																																								
Stillen? voll / teil																																								
sonstige Vermerke																																								

Verhütung oder Kinderwunsch? Die kleine Fruchtbarkeits-Statistik:

Früheste erste höhere Messung (Eisprungzeit) in diesem Zyklus an Tag

Früheste erste höhere Messung (Eisprungzeit) aller bisherigen Zyklen inkl. diesem Zyklus an Tag

Minus 8 fruchtbare Tage = frühester als fruchtbar angenommener Tag bislang

Tipp: Trage zusätzlich in der Zeile „Eisprung" deine von der Temperaturmessung unabhängige, gefühlte oder vermutete Eisprungzeit ein. Manche Frauen spüren ihre Eierstöcke zur Eisprungzeit (eigenartiges Ziehen bzw. Stechen rechts oder links unterhalb des Nabels). Auch der Scheidenschleim hat zur Eisprungzeit eine glasig-spinnbare, fast flüssige Konsistenz, ähnlich Eiklar.

Meine Monatshygiene-Produkte in diesem Zyklus:

Meine Schmerzen bzw. Schmerzmittel in diesem Zyklus:

Meine Erfahrungen mit der freien Menstruation in diesem Zyklus:

Verhütung / Kinderwunsch in diesem Zyklus:

Was in diesem Zyklus außerdem wichtig ist:

Mein Zyklus Nummer: [ ]

Kürzester Zyklus bislang: _________ Tage

Längster Zyklus bislang: _________ Tage

Messort:
Po ☐
Scheide ☐
Mund ☐
Ohr ☐

Zyklusbeginn (1. Tag der Periode) am: _____ . _____ . 20 _____   Thermometer: __________________

Zyklus-Tag	1	2	3	4	5	6	7	8	9	10	11	12	13	14	15	16	17	18	19	20	21	22	23	24	25	26	27	28	29	30	31	32	33	34	35	36	37	38	39	40
Blutung																																								
Sex (X)																																								
Schleim **f = feucht k = klebrig s = spinnbar**																																								
Eisprung (E)																																								

Meine morgendliche Aufwachtemperatur

37,5
37,4
37,3
37,2
37,1
37,0
36,9
36,8
36,7
36,6
36,5
36,4
36,3
36,2
36,1

Messzeit

Zyklus-Tag	1	2	3	4	5	6	7	8	9	10	11	12	13	14	15	16	17	18	19	20	21	22	23	24	25	26	27	28	29	30	31	32	33	34	35	36	37	38	39	40
Alkohol?																																								
Party, spät ins Bett?																																								
krank? Fieber?																																								
Stillen? voll / teil																																								
sonstige Vermerke																																								

Verhütung oder Kinderwunsch? Die kleine Fruchtbarkeits-Statistik:

Früheste erste höhere Messung (Eisprungzeit) in diesem Zyklus an Tag

Früheste erste höhere Messung (Eisprungzeit) aller bisherigen Zyklen inkl. diesem Zyklus an Tag

Minus 8 fruchtbare Tage = frühester als fruchtbar angenommener Tag bislang

Tipp: Trage zusätzlich in der Zeile „Eisprung" deine von der Temperaturmessung unabhängige, gefühlte oder vermutete Eisprungzeit ein. Manche Frauen spüren ihre Eierstöcke zur Eisprungzeit (eigenartiges Ziehen bzw. Stechen rechts oder links unterhalb des Nabels). Auch der Scheidenschleim hat zur Eisprungzeit eine glasig-spinnbare, fast flüssige Konsistenz, ähnlich Eiklar.

Meine Monatshygiene-Produkte in diesem Zyklus:

Meine Schmerzen bzw. Schmerzmittel in diesem Zyklus:

Meine Erfahrungen mit der freien Menstruation in diesem Zyklus:

Verhütung / Kinderwunsch in diesem Zyklus:

Was in diesem Zyklus außerdem wichtig ist:

Mein Zyklus Nummer: [ ]

Kürzester Zyklus bislang: _________ Tage

Längster Zyklus bislang: _________ Tage

Messort:
- Po ☐
- Scheide ☐
- Mund ☐
- Ohr ☐

Zyklusbeginn (1. Tag der Periode) am: _____ . _____ . 20 _____   Thermometer: ____________________

Zyklus-Tag	1	2	3	4	5	6	7	8	9	10	11	12	13	14	15	16	17	18	19	20	21	22	23	24	25	26	27	28	29	30	31	32	33	34	35	36	37	38	39	40
Blutung																																								
Sex (X)																																								
Schleim f = feucht k = klebrig s = spinnbar																																								
Eisprung (E)																																								

Meine morgendliche Aufwachtemperatur

| 37,5 |
| 37,4 |
| 37,3 |
| 37,2 |
| 37,1 |
| **37,0** |
| 36,9 |
| 36,8 |
| 36,7 |
| 36,6 |
| 36,5 |
| 36,4 |
| 36,3 |
| 36,2 |
| 36,1 |

Messzeit

Zyklus-Tag	1	2	3	4	5	6	7	8	9	10	11	12	13	14	15	16	17	18	19	20	21	22	23	24	25	26	27	28	29	30	31	32	33	34	35	36	37	38	39	40
Alkohol?																																								
Party, spät ins Bett?																																								
krank? Fieber?																																								
Stillen? voll / teil																																								
sonstige Vermerke																																								

Verhütung oder Kinderwunsch? Die kleine Fruchtbarkeits-Statistik:

Früheste erste höhere Messung (Eisprungzeit) in diesem Zyklus an Tag

Früheste erste höhere Messung (Eisprungzeit) aller bisherigen Zyklen inkl. diesem Zyklus an Tag

Minus 8 fruchtbare Tage = frühester als fruchtbar angenommener Tag bislang

Tipp: Trage zusätzlich in der Zeile „Eisprung" deine von der Temperaturmessung unabhängige, gefühlte oder vermutete Eisprungzeit ein. Manche Frauen spüren ihre Eierstöcke zur Eisprungzeit (eigenartiges Ziehen bzw. Stechen rechts oder links unterhalb des Nabels). Auch der Scheidenschleim hat zur Eisprungzeit eine glasig-spinnbare, fast flüssige Konsistenz, ähnlich Eiklar.

Meine Monatshygiene-Produkte in diesem Zyklus:

Meine Schmerzen bzw. Schmerzmittel in diesem Zyklus:

Meine Erfahrungen mit der freien Menstruation in diesem Zyklus:

Verhütung / Kinderwunsch in diesem Zyklus:

Was in diesem Zyklus außerdem wichtig ist:

Mein Zyklus Nummer:

Kürzester Zyklus bislang: _________ Tage

Längster Zyklus bislang: _________ Tage

Messort:
Po ☐
Scheide ☐
Mund ☐
Ohr ☐

Zyklusbeginn (1. Tag der Periode) am: _____ . _____ . 20 _____   Thermometer: _____________________

Zyklus-Tag	1	2	3	4	5	6	7	8	9	10	11	12	13	14	15	16	17	18	19	20	21	22	23	24	25	26	27	28	29	30	31	32	33	34	35	36	37	38	39	40
Blutung																																								
Sex (X)																																								
Schleim f = feucht k = klebrig s = spinnbar																																								
Eisprung (E)																																								

Meine morgendliche Aufwachtemperatur

°C	1	...	40
37,5			
37,4			
37,3			
37,2			
37,1			
37,0			
36,9			
36,8			
36,7			
36,6			
36,5			
36,4			
36,3			
36,2			
36,1			

Messzeit			

Zyklus-Tag	1	2	3	4	5	6	7	8	9	10	11	12	13	14	15	16	17	18	19	20	21	22	23	24	25	26	27	28	29	30	31	32	33	34	35	36	37	38	39	40
Alkohol?																																								
Party, spät ins Bett?																																								
krank? Fieber?																																								
Stillen? voll / teil																																								
sonstige Vermerke																																								

Verhütung oder Kinderwunsch? Die kleine Fruchtbarkeits-Statistik:

Früheste erste höhere Messung (Eisprungzeit) in diesem Zyklus an Tag

Früheste erste höhere Messung (Eisprungzeit) aller bisherigen Zyklen inkl. diesem Zyklus an Tag

Minus 8 fruchtbare Tage = frühester als fruchtbar angenommener Tag bislang

Tipp: Trage zusätzlich in der Zeile „Eisprung" deine von der Temperaturmessung unabhängige, gefühlte oder vermutete Eisprungzeit ein. Manche Frauen spüren ihre Eierstöcke zur Eisprungzeit (eigenartiges Ziehen bzw. Stechen rechts oder links unterhalb des Nabels). Auch der Scheidenschleim hat zur Eisprungzeit eine glasig-spinnbare, fast flüssige Konsistenz, ähnlich Eiklar.

Meine Monatshygiene-Produkte in diesem Zyklus:

Meine Schmerzen bzw. Schmerzmittel in diesem Zyklus:

Meine Erfahrungen mit der freien Menstruation in diesem Zyklus:

Verhütung / Kinderwunsch in diesem Zyklus:

Was in diesem Zyklus außerdem wichtig ist:

Mein Zyklus Nummer:

Kürzester Zyklus bislang: _________ Tage

Längster Zyklus bislang: _________ Tage

Messort:
Po ☐
Scheide ☐
Mund ☐
Ohr ☐

Zyklusbeginn (1. Tag der Periode) am: ______ . ______ . 20 ____   Thermometer: ____________________

Zyklus-Tag	1	2	3	4	5	6	7	8	9	10	11	12	13	14	15	16	17	18	19	20	21	22	23	24	25	26	27	28	29	30	31	32	33	34	35	36	37	38	39	40
Blutung																																								
Sex (X)																																								
Schleim **f = feucht k = klebrig s = spinnbar**																																								
Eisprung (E)																																								

Meine morgendliche Aufwachtemperatur:

37,5
37,4
37,3
37,2
37,1
37,0
36,9
36,8
36,7
36,6
36,5
36,4
36,3
36,2
36,1

Messzeit																																								

Zyklus-Tag	1	2	3	4	5	6	7	8	9	10	11	12	13	14	15	16	17	18	19	20	21	22	23	24	25	26	27	28	29	30	31	32	33	34	35	36	37	38	39	40
Alkohol?																																								
Party, spät ins Bett?																																								
krank? Fieber?																																								
Stillen? voll / teil																																								
sonstige Vermerke																																								

Verhütung oder Kinderwunsch? Die kleine Fruchtbarkeits-Statistik:

Früheste erste höhere Messung (Eisprungzeit) in diesem Zyklus an Tag

Früheste erste höhere Messung (Eisprungzeit) aller bisherigen Zyklen inkl. diesem Zyklus an Tag

Minus 8 fruchtbare Tage = frühester als fruchtbar angenommener Tag bislang

Tipp: Trage zusätzlich in der Zeile „Eisprung" deine von der Temperaturmessung unabhängige, gefühlte oder vermutete Eisprungzeit ein. Manche Frauen spüren ihre Eierstöcke zur Eisprungzeit (eigenartiges Ziehen bzw. Stechen rechts oder links unterhalb des Nabels). Auch der Scheidenschleim hat zur Eisprungzeit eine glasig-spinnbare, fast flüssige Konsistenz, ähnlich Eiklar.

Meine Monatshygiene-Produkte in diesem Zyklus:

Meine Schmerzen bzw. Schmerzmittel in diesem Zyklus:

Meine Erfahrungen mit der freien Menstruation in diesem Zyklus:

Verhütung / Kinderwunsch in diesem Zyklus:

Was in diesem Zyklus außerdem wichtig ist:

Mein Zyklus Nummer: ☐

Kürzester Zyklus bislang: _________ Tage

Längster Zyklus bislang: _________ Tage

Messort:
Po ☐
Scheide ☐
Mund ☐
Ohr ☐

Zyklusbeginn (1. Tag der Periode) am: _____ . _____ . 20 _____   Thermometer: __________________________

Zyklus-Tag	1	2	3	4	5	6	7	8	9	10	11	12	13	14	15	16	17	18	19	20	21	22	23	24	25	26	27	28	29	30	31	32	33	34	35	36	37	38	39	40
Blutung																																								
Sex (X)																																								
Schleim f = feucht k = klebrig s = spinnbar																																								
Eisprung (E)																																								

Meine morgendliche Aufwachtemperatur

37,5
37,4
37,3
37,2
37,1
37,0
36,9
36,8
36,7
36,6
36,5
36,4
36,3
36,2
36,1

Messzeit

Zyklus-Tag	1	2	3	4	5	6	7	8	9	10	11	12	13	14	15	16	17	18	19	20	21	22	23	24	25	26	27	28	29	30	31	32	33	34	35	36	37	38	39	40
Alkohol?																																								
Party, spät ins Bett?																																								
krank? Fieber?																																								
Stillen? voll / teil																																								
sonstige Vermerke																																								

Verhütung oder Kinderwunsch? Die kleine Fruchtbarkeits-Statistik:

Früheste erste höhere Messung (Eisprungzeit) in diesem Zyklus an Tag

Früheste erste höhere Messung (Eisprungzeit) aller bisherigen Zyklen inkl. diesem Zyklus an Tag

Minus 8 fruchtbare Tage = frühester als fruchtbar angenommener Tag bislang

Tipp: Trage zusätzlich in der Zeile „Eisprung" deine von der Temperaturmessung unabhängige, gefühlte oder vermutete Eisprungzeit ein. Manche Frauen spüren ihre Eierstöcke zur Eisprungzeit (eigenartiges Ziehen bzw. Stechen rechts oder links unterhalb des Nabels). Auch der Scheidenschleim hat zur Eisprungzeit eine glasig-spinnbare, fast flüssige Konsistenz, ähnlich Eiklar.

Meine Monatshygiene-Produkte in diesem Zyklus:

Meine Schmerzen bzw. Schmerzmittel in diesem Zyklus:

Meine Erfahrungen mit der freien Menstruation in diesem Zyklus:

Verhütung / Kinderwunsch in diesem Zyklus:

Was in diesem Zyklus außerdem wichtig ist:

Mein Zyklus Nummer:

Kürzester Zyklus bislang: _________ Tage

Längster Zyklus bislang: _________ Tage

Messort:
Po ☐
Scheide ☐
Mund ☐
Ohr ☐

Zyklusbeginn (1. Tag der Periode) am: _____ . _____ . 20 _____

Thermometer: _____________________

Zyklus-Tag	1	2	3	4	5	6	7	8	9	10	11	12	13	14	15	16	17	18	19	20	21	22	23	24	25	26	27	28	29	30	31	32	33	34	35	36	37	38	39	40
Blutung																																								
Sex (X)																																								
Schleim **f = feucht / k = klebrig / s = spinnbar**																																								
Eisprung (E)																																								

Meine morgendliche Aufwachtemperatur

37,5
37,4
37,3
37,2
37,1
37,0
36,9
36,8
36,7
36,6
36,5
36,4
36,3
36,2
36,1

Messzeit																																								

Zyklus-Tag	1	2	3	4	5	6	7	8	9	10	11	12	13	14	15	16	17	18	19	20	21	22	23	24	25	26	27	28	29	30	31	32	33	34	35	36	37	38	39	40
Alkohol?																																								
Party, spät ins Bett?																																								
krank? Fieber?																																								
Stillen? voll / teil																																								
sonstige Vermerke																																								

Verhütung oder Kinderwunsch? Die kleine Fruchtbarkeits-Statistik:

Früheste erste höhere Messung (Eisprungzeit) in diesem Zyklus an Tag

Früheste erste höhere Messung (Eisprungzeit) aller bisherigen Zyklen inkl. diesem Zyklus an Tag

Minus 8 fruchtbare Tage = frühester als fruchtbar angenommener Tag bislang

Tipp: Trage zusätzlich in der Zeile „Eisprung" deine von der Temperaturmessung unabhängige, gefühlte oder vermutete Eisprungzeit ein. Manche Frauen spüren ihre Eierstöcke zur Eisprungzeit (eigenartiges Ziehen bzw. Stechen rechts oder links unterhalb des Nabels). Auch der Scheidenschleim hat zur Eisprungzeit eine glasig-spinnbare, fast flüssige Konsistenz, ähnlich Eiklar.

Meine Monatshygiene-Produkte in diesem Zyklus:

Meine Schmerzen bzw. Schmerzmittel in diesem Zyklus:

Meine Erfahrungen mit der freien Menstruation in diesem Zyklus:

Verhütung / Kinderwunsch in diesem Zyklus:

Was in diesem Zyklus außerdem wichtig ist:

Mein Zyklus Nummer: ☐

Kürzester Zyklus bislang: _________ Tage

Längster Zyklus bislang: _________ Tage

Messort:
Po ☐
Scheide ☐
Mund ☐
Ohr ☐

Zyklusbeginn (1. Tag der Periode) am: _____ . _____ . 20 _____   Thermometer: _____________________

Zyklus-Tag	1	2	3	4	5	6	7	8	9	10	11	12	13	14	15	16	17	18	19	20	21	22	23	24	25	26	27	28	29	30	31	32	33	34	35	36	37	38	39	40
Blutung																																								
Sex (X)																																								
Schleim (f = feucht, k = klebrig, s = spinnbar)																																								
Eisprung (E)																																								

Meine morgendliche Aufwachtemperatur

37,5
37,4
37,3
37,2
37,1
37,0
36,9
36,8
36,7
36,6
36,5
36,4
36,3
36,2
36,1

Messzeit

Zyklus-Tag	1	2	3	4	5	6	7	8	9	10	11	12	13	14	15	16	17	18	19	20	21	22	23	24	25	26	27	28	29	30	31	32	33	34	35	36	37	38	39	40
Alkohol?																																								
Party, spät ins Bett?																																								
krank? Fieber?																																								
Stillen? voll / teil																																								
sonstige Vermerke																																								

Verhütung oder Kinderwunsch? Die kleine Fruchtbarkeits-Statistik:

Früheste erste höhere Messung (Eisprungzeit) in diesem Zyklus an Tag ☐ ☐

Früheste erste höhere Messung (Eisprungzeit) aller bisherigen Zyklen inkl. diesem Zyklus an Tag ☐ ☐

Minus 8 fruchtbare Tage = frühester als fruchtbar angenommener Tag bislang ☐ ☐

Tipp: Trage zusätzlich in der Zeile „Eisprung" deine von der Temperaturmessung unabhängige, gefühlte oder vermutete Eisprungzeit ein. Manche Frauen spüren ihre Eierstöcke zur Eisprungzeit (eigenartiges Ziehen bzw. Stechen rechts oder links unterhalb des Nabels). Auch der Scheidenschleim hat zur Eisprungzeit eine glasig-spinnbare, fast flüssige Konsistenz, ähnlich Eiklar.

Meine Monatshygiene-Produkte in diesem Zyklus:

Meine Schmerzen bzw. Schmerzmittel in diesem Zyklus:

Meine Erfahrungen mit der freien Menstruation in diesem Zyklus:

Verhütung / Kinderwunsch in diesem Zyklus:

Was in diesem Zyklus außerdem wichtig ist:

Mein Zyklus Nummer: [ ]

Kürzester Zyklus bislang: _________ Tage

Längster Zyklus bislang: _________ Tage

Messort:
Po ☐
Scheide ☐
Mund ☐
Ohr ☐

Zyklusbeginn (1. Tag der Periode) am: _____ . _____ . 20 _____   Thermometer: _____________________

Zyklus-Tag	1	2	3	4	5	6	7	8	9	10	11	12	13	14	15	16	17	18	19	20	21	22	23	24	25	26	27	28	29	30	31	32	33	34	35	36	37	38	39	40
Blutung																																								
Sex (X)																																								
Schleim f = feucht k = klebrig s = spinnbar																																								
Eisprung (E)																																								

Meine morgendliche Aufwachtemperatur:

37,5
37,4
37,3
37,2
37,1
37,0
36,9
36,8
36,7
36,6
36,5
36,4
36,3
36,2
36,1

Messzeit

Zyklus-Tag	1	2	3	4	5	6	7	8	9	10	11	12	13	14	15	16	17	18	19	20	21	22	23	24	25	26	27	28	29	30	31	32	33	34	35	36	37	38	39	40
Alkohol?																																								
Party, spät ins Bett?																																								
krank? Fieber?																																								
Stillen? voll / teil																																								
sonstige Vermerke																																								

Verhütung oder Kinderwunsch? Die kleine Fruchtbarkeits-Statistik:

Früheste erste höhere Messung (Eisprungzeit) in diesem Zyklus an Tag

Früheste erste höhere Messung (Eisprungzeit) aller bisherigen Zyklen inkl. diesem Zyklus an Tag

Minus 8 fruchtbare Tage = frühester als fruchtbar angenommener Tag bislang

Tipp: Trage zusätzlich in der Zeile „Eisprung" deine von der Temperaturmessung unabhängige, gefühlte oder vermutete Eisprungzeit ein. Manche Frauen spüren ihre Eierstöcke zur Eisprungzeit (eigenartiges Ziehen bzw. Stechen rechts oder links unterhalb des Nabels). Auch der Scheidenschleim hat zur Eisprungzeit eine glasig-spinnbare, fast flüssige Konsistenz, ähnlich Eiklar.

Meine Monatshygiene-Produkte in diesem Zyklus:

Meine Schmerzen bzw. Schmerzmittel in diesem Zyklus:

Meine Erfahrungen mit der freien Menstruation in diesem Zyklus:

Verhütung / Kinderwunsch in diesem Zyklus:

Was in diesem Zyklus außerdem wichtig ist:

Mein Zyklus Nummer: ☐

Kürzester Zyklus bislang: _________ Tage

Längster Zyklus bislang: _________ Tage

Zyklusbeginn (1. Tag der Periode) am: _____ . _____ . 20 ____   Thermometer: _____________________________

Zyklus-Tag	1	2	3	4	5	6	7	8	9	10	11	12	13	14	15	16	17	18	19	20	21	22	23	24	25	26	27	28	29	30	31	32	33	34	35	36	37	38	39	40
Blutung																																								
Sex (X)																																								
Schleim **f = feucht k = klebrig s = spinnbar**																																								
Eisprung (E)																																								

Meine morgendliche Aufwachtemperatur

37,5
37,4
37,3
37,2
37,1
37,0
36,9
36,8
36,7
36,6
36,5
36,4
36,3
36,2
36,1

Messzeit																																								

Zyklus-Tag	1	2	3	4	5	6	7	8	9	10	11	12	13	14	15	16	17	18	19	20	21	22	23	24	25	26	27	28	29	30	31	32	33	34	35	36	37	38	39	40
Alkohol?																																								
Party, spät ins Bett?																																								
krank? Fieber?																																								
Stillen? voll / teil																																								
sonstige Vermerke																																								

Verhütung oder Kinderwunsch? Die kleine Fruchtbarkeits-Statistik:

Früheste erste höhere Messung (Eisprungzeit) in diesem Zyklus an Tag

Früheste erste höhere Messung (Eisprungzeit) aller bisherigen Zyklen inkl. diesem Zyklus an Tag

Minus 8 fruchtbare Tage = frühester als fruchtbar angenommener Tag bislang

Tipp: Trage zusätzlich in der Zeile „Eisprung" deine von der Temperaturmessung unabhängige, gefühlte oder vermutete Eisprungzeit ein. Manche Frauen spüren ihre Eierstöcke zur Eisprungzeit (eigenartiges Ziehen bzw. Stechen rechts oder links unterhalb des Nabels). Auch der Scheidenschleim hat zur Eisprungzeit eine glasig-spinnbare, fast flüssige Konsistenz, ähnlich Eiklar.

Meine Monatshygiene-Produkte in diesem Zyklus:

Meine Schmerzen bzw. Schmerzmittel in diesem Zyklus:

Meine Erfahrungen mit der freien Menstruation in diesem Zyklus:

Verhütung / Kinderwunsch in diesem Zyklus:

Was in diesem Zyklus außerdem wichtig ist:

Mein Zyklus Nummer:

Kürzester Zyklus bislang: _________ Tage

Längster Zyklus bislang: _________ Tage

Messort:
Po ☐
Scheide ☐
Mund ☐
Ohr ☐

Zyklusbeginn (1. Tag der Periode) am: _____ . _____ . 20 _____   Thermometer: _______________________

Zyklus-Tag	1	2	3	4	5	6	7	8	9	10	11	12	13	14	15	16	17	18	19	20	21	22	23	24	25	26	27	28	29	30	31	32	33	34	35	36	37	38	39	40
Blutung																																								
Sex (X)																																								
Schleim f = feucht k = klebrig s = spinnbar																																								
Eisprung (E)																																								

Meine morgendliche Aufwachtemperatur

37,5
37,4
37,3
37,2
37,1
37,0
36,9
36,8
36,7
36,6
36,5
36,4
36,3
36,2
36,1

Messzeit

Zyklus-Tag	1	2	3	4	5	6	7	8	9	10	11	12	13	14	15	16	17	18	19	20	21	22	23	24	25	26	27	28	29	30	31	32	33	34	35	36	37	38	39	40
Alkohol?																																								
Party, spät ins Bett?																																								
krank? Fieber?																																								
Stillen? voll / teil																																								
sonstige Vermerke																																								

Verhütung oder Kinderwunsch? Die kleine Fruchtbarkeits-Statistik:

Früheste erste höhere Messung (Eisprungzeit) in diesem Zyklus an Tag

Früheste erste höhere Messung (Eisprungzeit) aller bisherigen Zyklen inkl. diesem Zyklus an Tag

Minus 8 fruchtbare Tage = frühester als fruchtbar angenommener Tag bislang

Tipp: Trage zusätzlich in der Zeile „Eisprung" deine von der Temperaturmessung unabhängige, gefühlte oder vermutete Eisprungzeit ein. Manche Frauen spüren ihre Eierstöcke zur Eisprungzeit (eigenartiges Ziehen bzw. Stechen rechts oder links unterhalb des Nabels). Auch der Scheidenschleim hat zur Eisprungzeit eine glasig-spinnbare, fast flüssige Konsistenz, ähnlich Eiklar.

Meine Monatshygiene-Produkte in diesem Zyklus:

Meine Schmerzen bzw. Schmerzmittel in diesem Zyklus:

Meine Erfahrungen mit der freien Menstruation in diesem Zyklus:

Verhütung / Kinderwunsch in diesem Zyklus:

Was in diesem Zyklus außerdem wichtig ist:

Mein Zyklus Nummer: [ ]

Kürzester Zyklus bislang: _________ Tage

Längster Zyklus bislang: _________ Tage

Messort:
Po ☐
Scheide ☐
Mund ☐
Ohr ☐

Zyklusbeginn (1. Tag der Periode) am: _____ . _____ . 20 _____   Thermometer: _______________________

Zyklus-Tag	1	2	3	4	5	6	7	8	9	10	11	12	13	14	15	16	17	18	19	20	21	22	23	24	25	26	27	28	29	30	31	32	33	34	35	36	37	38	39	40
Blutung																																								
Sex (X)																																								
Schleim f = feucht k = klebrig s = spinnbar																																								
Eisprung (E)																																								

Meine morgendliche Aufwachtemperatur

37,5
37,4
37,3
37,2
37,1
37,0
36,9
36,8
36,7
36,6
36,5
36,4
36,3
36,2
36,1

| Messzeit | | | | | | | | | | | | | | | | | | | | | | | | | | | | | | | | | | | | | | | | |

Zyklus-Tag	1	2	3	4	5	6	7	8	9	10	11	12	13	14	15	16	17	18	19	20	21	22	23	24	25	26	27	28	29	30	31	32	33	34	35	36	37	38	39	40
Alkohol?																																								
Party, spät ins Bett?																																								
krank? Fieber?																																								
Stillen? voll / teil																																								
sonstige Vermerke																																								

Verhütung oder Kinderwunsch? Die kleine Fruchtbarkeits-Statistik:

Früheste erste höhere Messung (Eisprungzeit) in diesem Zyklus an Tag

Früheste erste höhere Messung (Eisprungzeit) aller bisherigen Zyklen inkl. diesem Zyklus an Tag

Minus 8 fruchtbare Tage = frühester als fruchtbar angenommener Tag bislang

Tipp: Trage zusätzlich in der Zeile „Eisprung" deine von der Temperaturmessung unabhängige, gefühlte oder vermutete Eisprungzeit ein. Manche Frauen spüren ihre Eierstöcke zur Eisprungzeit (eigenartiges Ziehen bzw. Stechen rechts oder links unterhalb des Nabels). Auch der Scheidenschleim hat zur Eisprungzeit eine glasig-spinnbare, fast flüssige Konsistenz, ähnlich Eiklar.

Meine Monatshygiene-Produkte in diesem Zyklus:

Meine Schmerzen bzw. Schmerzmittel in diesem Zyklus:

Meine Erfahrungen mit der freien Menstruation in diesem Zyklus:

Verhütung / Kinderwunsch in diesem Zyklus:

Was in diesem Zyklus außerdem wichtig ist:

Mein Zyklus Nummer: [ ]

Kürzester Zyklus bislang: _________ Tage

Längster Zyklus bislang: _________ Tage

Messort:
Po [ ]
Scheide [ ]
Mund [ ]
Ohr [ ]

Zyklusbeginn (1. Tag der Periode) am: _____ . _____ . 20 _____   Thermometer: ____________________

Zyklus-Tag	1	2	3	4	5	6	7	8	9	10	11	12	13	14	15	16	17	18	19	20	21	22	23	24	25	26	27	28	29	30	31	32	33	34	35	36	37	38	39	40
Blutung																																								
Sex (X)																																								
Schleim **f = feucht** **k = klebrig** **s = spinnbar**																																								
Eisprung (E)																																								

Meine morgendliche Aufwachtemperatur:

37,5
37,4
37,3
37,2
37,1
37,0
36,9
36,8
36,7
36,6
36,5
36,4
36,3
36,2
36,1

Messzeit																																								

Zyklus-Tag	1	2	3	4	5	6	7	8	9	10	11	12	13	14	15	16	17	18	19	20	21	22	23	24	25	26	27	28	29	30	31	32	33	34	35	36	37	38	39	40
Alkohol?																																								
Party, spät ins Bett?																																								
krank? Fieber?																																								
Stillen? voll / teil																																								
sonstige Vermerke																																								

Verhütung oder Kinderwunsch? Die kleine Fruchtbarkeits-Statistik:

Früheste erste höhere Messung (Eisprungzeit) in diesem Zyklus an Tag

Früheste erste höhere Messung (Eisprungzeit) aller bisherigen Zyklen inkl. diesem Zyklus an Tag

Minus 8 fruchtbare Tage = frühester als fruchtbar angenommener Tag bislang

Tipp: Trage zusätzlich in der Zeile „Eisprung" deine von der Temperaturmessung unabhängige, gefühlte oder vermutete Eisprungzeit ein. Manche Frauen spüren ihre Eierstöcke zur Eisprungzeit (eigenartiges Ziehen bzw. Stechen rechts oder links unterhalb des Nabels). Auch der Scheidenschleim hat zur Eisprungzeit eine glasig-spinnbare, fast flüssige Konsistenz, ähnlich Eiklar.

Meine Monatshygiene-Produkte in diesem Zyklus:

Meine Schmerzen bzw. Schmerzmittel in diesem Zyklus:

Meine Erfahrungen mit der freien Menstruation in diesem Zyklus:

Verhütung / Kinderwunsch in diesem Zyklus:

Was in diesem Zyklus außerdem wichtig ist:

Mein Zyklus Nummer:

Kürzester Zyklus bislang: _________ Tage

Längster Zyklus bislang: _________ Tage

Messort:
Po ☐
Scheide ☐
Mund ☐
Ohr ☐

Zyklusbeginn (1. Tag der Periode) am: _____ . _____ . 20 _____   Thermometer: _____________________________

Zyklus-Tag	1	2	3	4	5	6	7	8	9	10	11	12	13	14	15	16	17	18	19	20	21	22	23	24	25	26	27	28	29	30	31	32	33	34	35	36	37	38	39	40
Blutung																																								
Sex (X)																																								
Schleim **f = feucht** **k = klebrig** **s = spinnbar**																																								
Eisprung (E)																																								

Meine morgendliche Aufwachtemperatur:

37,5
37,4
37,3
37,2
37,1
37,0
36,9
36,8
36,7
36,6
36,5
36,4
36,3
36,2
36,1

Messzeit

Zyklus-Tag	1	2	3	4	5	6	7	8	9	10	11	12	13	14	15	16	17	18	19	20	21	22	23	24	25	26	27	28	29	30	31	32	33	34	35	36	37	38	39	40
Alkohol?																																								
Party, spät ins Bett?																																								
krank? Fieber?																																								
Stillen? voll / teil																																								
sonstige Vermerke																																								

Verhütung oder Kinderwunsch? Die kleine Fruchtbarkeits-Statistik:

Früheste erste höhere Messung (Eisprungzeit) in diesem Zyklus an Tag

Früheste erste höhere Messung (Eisprungzeit) aller bisherigen Zyklen inkl. diesem Zyklus an Tag

Minus 8 fruchtbare Tage = frühester als fruchtbar angenommener Tag bislang

Tipp: Trage zusätzlich in der Zeile „Eisprung" deine von der Temperaturmessung unabhängige, gefühlte oder vermutete Eisprungzeit ein. Manche Frauen spüren ihre Eierstöcke zur Eisprungzeit (eigenartiges Ziehen bzw. Stechen rechts oder links unterhalb des Nabels). Auch der Scheidenschleim hat zur Eisprungzeit eine glasig-spinnbare, fast flüssige Konsistenz, ähnlich Eiklar.

Meine Monatshygiene-Produkte in diesem Zyklus:

Meine Schmerzen bzw. Schmerzmittel in diesem Zyklus:

Meine Erfahrungen mit der freien Menstruation in diesem Zyklus:

Verhütung / Kinderwunsch in diesem Zyklus:

Was in diesem Zyklus außerdem wichtig ist:

Mein Zyklus Nummer:

Kürzester Zyklus bislang: _________ Tage

Längster Zyklus bislang: _________ Tage

Messort:
Po ☐
Scheide ☐
Mund ☐
Ohr ☐

Zyklusbeginn (1. Tag der Periode) am: _____ . _____ . 20 _____   Thermometer: _____________________

Zyklus-Tag	1	2	3	4	5	6	7	8	9	10	11	12	13	14	15	16	17	18	19	20	21	22	23	24	25	26	27	28	29	30	31	32	33	34	35	36	37	38	39	40
Blutung																																								
Sex (X)																																								
Schleim f = feucht k = klebrig s = spinnbar																																								
Eisprung (E)																																								

Meine morgendliche Aufwachtemperatur

37,5	
37,4	
37,3	
37,2	
37,1	
37,0	
36,9	
36,8	
36,7	
36,6	
36,5	
36,4	
36,3	
36,2	
36,1	

Messzeit

Zyklus-Tag	1	2	3	4	5	6	7	8	9	10	11	12	13	14	15	16	17	18	19	20	21	22	23	24	25	26	27	28	29	30	31	32	33	34	35	36	37	38	39	40
Alkohol?																																								
Party, spät ins Bett?																																								
krank? Fieber?																																								
Stillen? voll / teil																																								
sonstige Vermerke																																								

Verhütung oder Kinderwunsch? Die kleine Fruchtbarkeits-Statistik:

Früheste erste höhere Messung (Eisprungzeit) in diesem Zyklus an Tag

Früheste erste höhere Messung (Eisprungzeit) aller bisherigen Zyklen inkl. diesem Zyklus an Tag

Minus 8 fruchtbare Tage = frühester als fruchtbar angenommener Tag bislang

Tipp: Trage zusätzlich in der Zeile „Eisprung" deine von der Temperaturmessung unabhängige, gefühlte oder vermutete Eisprungzeit ein. Manche Frauen spüren ihre Eierstöcke zur Eisprungzeit (eigenartiges Ziehen bzw. Stechen rechts oder links unterhalb des Nabels). Auch der Scheidenschleim hat zur Eisprungzeit eine glasig-spinnbare, fast flüssige Konsistenz, ähnlich Eiklar.

Meine Monatshygiene-Produkte in diesem Zyklus:

Meine Schmerzen bzw. Schmerzmittel in diesem Zyklus:

Meine Erfahrungen mit der freien Menstruation in diesem Zyklus:

Verhütung / Kinderwunsch in diesem Zyklus:

Was in diesem Zyklus außerdem wichtig ist:

Mein Zyklus Nummer:

Kürzester Zyklus bislang: _________ Tage

Längster Zyklus bislang: _________ Tage

Messort:
Po ☐
Scheide ☐
Mund ☐
Ohr ☐

Zyklusbeginn (1. Tag der Periode) am: _____ . _____ . 20 _____   Thermometer: ___________________

Zyklus-Tag	1	2	3	4	5	6	7	8	9	10	11	12	13	14	15	16	17	18	19	20	21	22	23	24	25	26	27	28	29	30	31	32	33	34	35	36	37	38	39	40
Blutung																																								
Sex (X)																																								
Schleim f = feucht k = klebrig s = spinnbar																																								
Eisprung (E)																																								

Meine morgendliche Aufwachtemperatur:

37,5
37,4
37,3
37,2
37,1
37,0
36,9
36,8
36,7
36,6
36,5
36,4
36,3
36,2
36,1

Messzeit

Zyklus-Tag	1	2	3	4	5	6	7	8	9	10	11	12	13	14	15	16	17	18	19	20	21	22	23	24	25	26	27	28	29	30	31	32	33	34	35	36	37	38	39	40
Alkohol?																																								
Party, spät ins Bett?																																								
krank? Fieber?																																								
Stillen? voll / teil																																								
sonstige Vermerke																																								

Verhütung oder Kinderwunsch? Die kleine Fruchtbarkeits-Statistik:

Früheste erste höhere Messung (Eisprungzeit) in diesem Zyklus an Tag

Früheste erste höhere Messung (Eisprungzeit) aller bisherigen Zyklen inkl. diesem Zyklus an Tag

Minus 8 fruchtbare Tage = frühester als fruchtbar angenommener Tag bislang

Tipp: Trage zusätzlich in der Zeile „Eisprung" deine von der Temperaturmessung unabhängige, gefühlte oder vermutete Eisprungzeit ein. Manche Frauen spüren ihre Eierstöcke zur Eisprungzeit (eigenartiges Ziehen bzw. Stechen rechts oder links unterhalb des Nabels). Auch der Scheidenschleim hat zur Eisprungzeit eine glasig-spinnbare, fast flüssige Konsistenz, ähnlich Eiklar.

Meine Monatshygiene-Produkte in diesem Zyklus:

Meine Schmerzen bzw. Schmerzmittel in diesem Zyklus:

Meine Erfahrungen mit der freien Menstruation in diesem Zyklus:

Verhütung / Kinderwunsch in diesem Zyklus:

Was in diesem Zyklus außerdem wichtig ist:

Mein Zyklus Nummer: [ ]

Kürzester Zyklus bislang: _______ Tage

Längster Zyklus bislang: _______ Tage

Messort:
Po ☐
Scheide ☐
Mund ☐
Ohr ☐

Zyklusbeginn (1. Tag der Periode) am: _____ . _____ . 20 _____   Thermometer: _____________________

Zyklus-Tag	1	2	3	4	5	6	7	8	9	10	11	12	13	14	15	16	17	18	19	20	21	22	23	24	25	26	27	28	29	30	31	32	33	34	35	36	37	38	39	40
Blutung																																								
Sex (X)																																								
Schleim f = feucht k = klebrig s = spinnbar																																								
Eisprung (E)																																								

Meine morgendliche Aufwachtemperatur

37,5
37,4
37,3
37,2
37,1
37,0
36,9
36,8
36,7
36,6
36,5
36,4
36,3
36,2
36,1

Messzeit

Zyklus-Tag	1	2	3	4	5	6	7	8	9	10	11	12	13	14	15	16	17	18	19	20	21	22	23	24	25	26	27	28	29	30	31	32	33	34	35	36	37	38	39	40
Alkohol?																																								
Party, spät ins Bett?																																								
krank? Fieber?																																								
Stillen? voll / teil																																								
sonstige Vermerke																																								

Verhütung oder Kinderwunsch? Die kleine Fruchtbarkeits-Statistik:

Früheste erste höhere Messung (Eisprungzeit) in diesem Zyklus an Tag

Früheste erste höhere Messung (Eisprungzeit) aller bisherigen Zyklen inkl. diesem Zyklus an Tag

Minus 8 fruchtbare Tage = frühester als fruchtbar angenommener Tag bislang

Tipp: Trage zusätzlich in der Zeile „Eisprung" deine von der Temperaturmessung unabhängige, gefühlte oder vermutete Eisprungzeit ein. Manche Frauen spüren ihre Eierstöcke zur Eisprungzeit (eigenartiges Ziehen bzw. Stechen rechts oder links unterhalb des Nabels). Auch der Scheidenschleim hat zur Eisprungzeit eine glasig-spinnbare, fast flüssige Konsistenz, ähnlich Eiklar.

Meine Monatshygiene-Produkte in diesem Zyklus:

Meine Schmerzen bzw. Schmerzmittel in diesem Zyklus:

Meine Erfahrungen mit der freien Menstruation in diesem Zyklus:

Verhütung / Kinderwunsch in diesem Zyklus:

Was in diesem Zyklus außerdem wichtig ist:

Mein Zyklus Nummer:

Kürzester Zyklus bislang: _________ Tage

Längster Zyklus bislang: _________ Tage

Messort:
Po ☐
Scheide ☐
Mund ☐
Ohr ☐

Zyklusbeginn (1. Tag der Periode) am: _____ . _____ . 20 _____   Thermometer: _____________________

Zyklus-Tag	1	2	3	4	5	6	7	8	9	10	11	12	13	14	15	16	17	18	19	20	21	22	23	24	25	26	27	28	29	30	31	32	33	34	35	36	37	38	39	40
Blutung																																								
Sex (X)																																								
Schleim (f = feucht, k = klebrig, s = spinnbar)																																								
Eisprung (E)																																								

Meine morgendliche Aufwachtemperatur

37,5
37,4
37,3
37,2
37,1
37,0
36,9
36,8
36,7
36,6
36,5
36,4
36,3
36,2
36,1

Messzeit																																								

Zyklus-Tag	1	2	3	4	5	6	7	8	9	10	11	12	13	14	15	16	17	18	19	20	21	22	23	24	25	26	27	28	29	30	31	32	33	34	35	36	37	38	39	40
Alkohol?																																								
Party, spät ins Bett?																																								
krank? Fieber?																																								
Stillen? voll / teil																																								
sonstige Vermerke																																								

Verhütung oder Kinderwunsch? Die kleine Fruchtbarkeits-Statistik:

Früheste erste höhere Messung (Eisprungzeit) in diesem Zyklus an Tag

Früheste erste höhere Messung (Eisprungzeit) aller bisherigen Zyklen inkl. diesem Zyklus an Tag

Minus 8 fruchtbare Tage = frühester als fruchtbar angenommener Tag bislang

Tipp: Trage zusätzlich in der Zeile „Eisprung" deine von der Temperaturmessung unabhängige, gefühlte oder vermutete Eisprungzeit ein. Manche Frauen spüren ihre Eierstöcke zur Eisprungzeit (eigenartiges Ziehen bzw. Stechen rechts oder links unterhalb des Nabels). Auch der Scheidenschleim hat zur Eisprungzeit eine glasig-spinnbare, fast flüssige Konsistenz, ähnlich Eiklar.

Meine Monatshygiene-Produkte in diesem Zyklus:

Meine Schmerzen bzw. Schmerzmittel in diesem Zyklus:

Meine Erfahrungen mit der freien Menstruation in diesem Zyklus:

Verhütung / Kinderwunsch in diesem Zyklus:

Was in diesem Zyklus außerdem wichtig ist:

Mein Zyklus Nummer:

Kürzester Zyklus bislang: _________ Tage

Längster Zyklus bislang: _________ Tage

Messort:
Po ☐
Scheide ☐
Mund ☐
Ohr ☐

Zyklusbeginn (1. Tag der Periode) am: _____ . _____ . 20 _____   Thermometer: _____________________

Zyklus-Tag	1	2	3	4	5	6	7	8	9	10	11	12	13	14	15	16	17	18	19	20	21	22	23	24	25	26	27	28	29	30	31	32	33	34	35	36	37	38	39	40
Blutung																																								
Sex (X)																																								
Schleim f = feucht k = klebrig s = spinnbar																																								
Eisprung (E)																																								

Meine morgendliche Aufwachtemperatur

| | 37,5 |
| 37,4 |
| 37,3 |
| 37,2 |
| 37,1 |
| **37,0** |
| 36,9 |
| 36,8 |
| 36,7 |
| 36,6 |
| 36,5 |
| 36,4 |
| 36,3 |
| 36,2 |
| 36,1 |

| Messzeit | | | | | | | | | | | | | | | | | | | | | | | | | | | | | | | | | | | | | | | | |

Zyklus-Tag	1	2	3	4	5	6	7	8	9	10	11	12	13	14	15	16	17	18	19	20	21	22	23	24	25	26	27	28	29	30	31	32	33	34	35	36	37	38	39	40
Alkohol?																																								
Party, spät ins Bett?																																								
krank? Fieber?																																								
Stillen? voll / teil																																								
sonstige Vermerke																																								

Verhütung oder Kinderwunsch? Die kleine Fruchtbarkeits-Statistik:

Früheste erste höhere Messung (Eisprungzeit) in diesem Zyklus an Tag

Früheste erste höhere Messung (Eisprungzeit) aller bisherigen Zyklen inkl. diesem Zyklus an Tag

Minus 8 fruchtbare Tage = frühester als fruchtbar angenommener Tag bislang

Tipp: Trage zusätzlich in der Zeile „Eisprung" deine von der Temperaturmessung unabhängige, gefühlte oder vermutete Eisprungzeit ein. Manche Frauen spüren ihre Eierstöcke zur Eisprungzeit (eigenartiges Ziehen bzw. Stechen rechts oder links unterhalb des Nabels). Auch der Scheidenschleim hat zur Eisprungzeit eine glasig-spinnbare, fast flüssige Konsistenz, ähnlich Eiklar.

Meine Monatshygiene-Produkte in diesem Zyklus:

Meine Schmerzen bzw. Schmerzmittel in diesem Zyklus:

Meine Erfahrungen mit der freien Menstruation in diesem Zyklus:

Verhütung / Kinderwunsch in diesem Zyklus:

Was in diesem Zyklus außerdem wichtig ist:

Mein Zyklus Nummer:

Kürzester Zyklus bislang: _________ Tage

Längster Zyklus bislang: _________ Tage

Messort:
Po ☐
Scheide ☐
Mund ☐
Ohr ☐

Zyklusbeginn (1. Tag der Periode) am: _____ . _____ . 20 ____   Thermometer: ____________________

Zyklus-Tag	1	2	3	4	5	6	7	8	9	10	11	12	13	14	15	16	17	18	19	20	21	22	23	24	25	26	27	28	29	30	31	32	33	34	35	36	37	38	39	40
Blutung																																								
Sex (X)																																								
Schleim **f = feucht** **k = klebrig** **s = spinnbar**																																								
Eisprung (E)																																								

Meine morgendliche Aufwachtemperatur

37,5
37,4
37,3
37,2
37,1
37,0
36,9
36,8
36,7
36,6
36,5
36,4
36,3
36,2
36,1

Messzeit

Zyklus-Tag	1	2	3	4	5	6	7	8	9	10	11	12	13	14	15	16	17	18	19	20	21	22	23	24	25	26	27	28	29	30	31	32	33	34	35	36	37	38	39	40
Alkohol?																																								
Party, spät ins Bett?																																								
krank? Fieber?																																								
Stillen? voll / teil																																								
sonstige Vermerke																																								

Verhütung oder Kinderwunsch? Die kleine Fruchtbarkeits-Statistik:

Früheste erste höhere Messung (Eisprungzeit) in diesem Zyklus an Tag

Früheste erste höhere Messung (Eisprungzeit) aller bisherigen Zyklen inkl. diesem Zyklus an Tag

Minus 8 fruchtbare Tage = frühester als fruchtbar angenommener Tag bislang

Tipp: Trage zusätzlich in der Zeile „Eisprung" deine von der Temperaturmessung unabhängige, gefühlte oder vermutete Eisprungzeit ein. Manche Frauen spüren ihre Eierstöcke zur Eisprungzeit (eigenartiges Ziehen bzw. Stechen rechts oder links unterhalb des Nabels). Auch der Scheidenschleim hat zur Eisprungzeit eine glasig-spinnbare, fast flüssige Konsistenz, ähnlich Eiklar.

Meine Monatshygiene-Produkte in diesem Zyklus:

Meine Schmerzen bzw. Schmerzmittel in diesem Zyklus:

Meine Erfahrungen mit der freien Menstruation in diesem Zyklus:

Verhütung / Kinderwunsch in diesem Zyklus:

Was in diesem Zyklus außerdem wichtig ist:

Mein Zyklus Nummer:

Kürzester Zyklus bislang: _________ Tage

Längster Zyklus bislang: _________ Tage

Messort:
Po ☐
Scheide ☐
Mund ☐
Ohr ☐

Zyklusbeginn (1. Tag der Periode) am: _____ . _____ . 20 _____

Thermometer: _____________________

Zyklus-Tag	1	2	3	4	5	6	7	8	9	10	11	12	13	14	15	16	17	18	19	20	21	22	23	24	25	26	27	28	29	30	31	32	33	34	35	36	37	38	39	40
Blutung																																								
Sex (X)																																								
Schleim f = feucht k = klebrig s = spinnbar																																								
Eisprung (E)																																								

Meine morgendliche Aufwachtemperatur

°C
37,5
37,4
37,3
37,2
37,1
37,0
36,9
36,8
36,7
36,6
36,5
36,4
36,3
36,2
36,1

Messzeit

Zyklus-Tag	1	2	3	4	5	6	7	8	9	10	11	12	13	14	15	16	17	18	19	20	21	22	23	24	25	26	27	28	29	30	31	32	33	34	35	36	37	38	39	40
Alkohol?																																								
Party, spät ins Bett?																																								
krank? Fieber?																																								
Stillen? voll / teil																																								
sonstige Vermerke																																								

Verhütung oder Kinderwunsch? Die kleine Fruchtbarkeits-Statistik:

Früheste erste höhere Messung (Eisprungzeit) in diesem Zyklus an Tag

Früheste erste höhere Messung (Eisprungzeit) aller bisherigen Zyklen inkl. diesem Zyklus an Tag

Minus 8 fruchtbare Tage = frühester als fruchtbar angenommener Tag bislang

Tipp: Trage zusätzlich in der Zeile „Eisprung" deine von der Temperaturmessung unabhängige, gefühlte oder vermutete Eisprungzeit ein. Manche Frauen spüren ihre Eierstöcke zur Eisprungzeit (eigenartiges Ziehen bzw. Stechen rechts oder links unterhalb des Nabels). Auch der Scheidenschleim hat zur Eisprungzeit eine glasig-spinnbare, fast flüssige Konsistenz, ähnlich Eiklar.

Meine Monatshygiene-Produkte in diesem Zyklus:

Meine Schmerzen bzw. Schmerzmittel in diesem Zyklus:

Meine Erfahrungen mit der freien Menstruation in diesem Zyklus:

Verhütung / Kinderwunsch in diesem Zyklus:

Was in diesem Zyklus außerdem wichtig ist:

Mein Zyklus Nummer: [ ]

Kürzester Zyklus bislang: _________ Tage

Längster Zyklus bislang: _________ Tage

Messort:
- Po ☐
- Scheide ☐
- Mund ☐
- Ohr ☐

Zyklusbeginn (1. Tag der Periode) am: _____ . _____ . 20_____   Thermometer: _____________________

Zyklus-Tag	1	2	3	4	5	6	7	8	9	10	11	12	13	14	15	16	17	18	19	20	21	22	23	24	25	26	27	28	29	30	31	32	33	34	35	36	37	38	39	40
Blutung																																								
Sex (X)																																								
Schleim f = feucht k = klebrig s = spinnbar																																								
Eisprung (E)																																								

Meine morgendliche Aufwachtemperatur:

37,5
37,4
37,3
37,2
37,1
37,0
36,9
36,8
36,7
36,6
36,5
36,4
36,3
36,2
36,1

Messzeit																																								

Zyklus-Tag	1	2	3	4	5	6	7	8	9	10	11	12	13	14	15	16	17	18	19	20	21	22	23	24	25	26	27	28	29	30	31	32	33	34	35	36	37	38	39	40
Alkohol?																																								
Party, spät ins Bett?																																								
krank? Fieber?																																								
Stillen? voll / teil																																								
sonstige Vermerke																																								

Verhütung oder Kinderwunsch? Die kleine Fruchtbarkeits-Statistik:

Früheste erste höhere Messung (Eisprungzeit) in diesem Zyklus an Tag

Früheste erste höhere Messung (Eisprungzeit) aller bisherigen Zyklen inkl. diesem Zyklus an Tag

Minus 8 fruchtbare Tage = frühester als fruchtbar angenommener Tag bislang

Tipp: Trage zusätzlich in der Zeile „Eisprung" deine von der Temperaturmessung unabhängige, gefühlte oder vermutete Eisprungzeit ein. Manche Frauen spüren ihre Eierstöcke zur Eisprungzeit (eigenartiges Ziehen bzw. Stechen rechts oder links unterhalb des Nabels). Auch der Scheidenschleim hat zur Eisprungzeit eine glasig-spinnbare, fast flüssige Konsistenz, ähnlich Eiklar.

Meine Monatshygiene-Produkte in diesem Zyklus:

Meine Schmerzen bzw. Schmerzmittel in diesem Zyklus:

Meine Erfahrungen mit der freien Menstruation in diesem Zyklus:

Verhütung / Kinderwunsch in diesem Zyklus:

Was in diesem Zyklus außerdem wichtig ist:

Mein Zyklus Nummer:

Kürzester Zyklus bislang: _________ Tage

Längster Zyklus bislang: _________ Tage

Messort:
Po ☐
Scheide ☐
Mund ☐
Ohr ☐

Zyklusbeginn (1. Tag der Periode) am: _____ . _____ . 20 _____   Thermometer: _____________________

Zyklus-Tag	1	2	3	4	5	6	7	8	9	10	11	12	13	14	15	16	17	18	19	20	21	22	23	24	25	26	27	28	29	30	31	32	33	34	35	36	37	38	39	40
Blutung																																								
Sex (X)																																								
Schleim f = feucht k = klebrig s = spinnbar																																								
Eisprung (E)																																								

Meine morgendliche Aufwachtemperatur

37,5
37,4
37,3
37,2
37,1
37,0
36,9
36,8
36,7
36,6
36,5
36,4
36,3
36,2
36,1

| Messzeit | | | | | | | | | | | | | | | | | | | | | | | | | | | | | | | | | | | | | | | | |

Zyklus-Tag	1	2	3	4	5	6	7	8	9	10	11	12	13	14	15	16	17	18	19	20	21	22	23	24	25	26	27	28	29	30	31	32	33	34	35	36	37	38	39	40
Alkohol?																																								
Party, spät ins Bett?																																								
krank? Fieber?																																								
Stillen? voll / teil																																								
sonstige Vermerke																																								

Verhütung oder Kinderwunsch? Die kleine Fruchtbarkeits-Statistik:

Früheste erste höhere Messung (Eisprungzeit) in diesem Zyklus an Tag

Früheste erste höhere Messung (Eisprungzeit) aller bisherigen Zyklen inkl. diesem Zyklus an Tag

Minus 8 fruchtbare Tage = frühester als fruchtbar angenommener Tag bislang

Tipp: Trage zusätzlich in der Zeile „Eisprung" deine von der Temperaturmessung unabhängige, gefühlte oder vermutete Eisprungzeit ein. Manche Frauen spüren ihre Eierstöcke zur Eisprungzeit (eigenartiges Ziehen bzw. Stechen rechts oder links unterhalb des Nabels). Auch der Scheidenschleim hat zur Eisprungzeit eine glasig-spinnbare, fast flüssige Konsistenz, ähnlich Eiklar.

Meine Monatshygiene-Produkte in diesem Zyklus:

Meine Schmerzen bzw. Schmerzmittel in diesem Zyklus:

Meine Erfahrungen mit der freien Menstruation in diesem Zyklus:

Verhütung / Kinderwunsch in diesem Zyklus:

Was in diesem Zyklus außerdem wichtig ist:

Mein Zyklus Nummer: ☐

Kürzester Zyklus bislang: _________ Tage

Längster Zyklus bislang: _________ Tage

Messort:
Po ☐
Scheide ☐
Mund ☐
Ohr ☐

Zyklusbeginn (1. Tag der Periode) am: _____ . _____ . 20 _____   Thermometer: _____________________

Zyklus-Tag	1	2	3	4	5	6	7	8	9	10	11	12	13	14	15	16	17	18	19	20	21	22	23	24	25	26	27	28	29	30	31	32	33	34	35	36	37	38	39	40
Blutung																																								
Sex (X)																																								
Schleim f = feucht k = klebrig s = spinnbar																																								
Eisprung (E)																																								

Meine morgendliche Aufwachtemperatur

37,5
37,4
37,3
37,2
37,1
37,0
36,9
36,8
36,7
36,6
36,5
36,4
36,3
36,2
36,1

Messzeit																																								

Zyklus-Tag	1	2	3	4	5	6	7	8	9	10	11	12	13	14	15	16	17	18	19	20	21	22	23	24	25	26	27	28	29	30	31	32	33	34	35	36	37	38	39	40
Alkohol?																																								
Party, spät ins Bett?																																								
krank? Fieber?																																								
Stillen? voll / teil																																								
sonstige Vermerke																																								

Verhütung oder Kinderwunsch? Die kleine Fruchtbarkeits-Statistik:

Früheste erste höhere Messung (Eisprungzeit) in diesem Zyklus an Tag

Früheste erste höhere Messung (Eisprungzeit) aller bisherigen Zyklen inkl. diesem Zyklus an Tag

Minus 8 fruchtbare Tage = frühester als fruchtbar angenommener Tag bislang

Tipp: Trage zusätzlich in der Zeile „Eisprung" deine von der Temperaturmessung unabhängige, gefühlte oder vermutete Eisprungzeit ein. Manche Frauen spüren ihre Eierstöcke zur Eisprungzeit (eigenartiges Ziehen bzw. Stechen rechts oder links unterhalb des Nabels). Auch der Scheidenschleim hat zur Eisprungzeit eine glasig-spinnbare, fast flüssige Konsistenz, ähnlich Eiklar.

Meine Monatshygiene-Produkte in diesem Zyklus:

Meine Schmerzen bzw. Schmerzmittel in diesem Zyklus:

Meine Erfahrungen mit der freien Menstruation in diesem Zyklus:

Verhütung / Kinderwunsch in diesem Zyklus:

Was in diesem Zyklus außerdem wichtig ist:

Mein Zyklus Nummer:

Kürzester Zyklus bislang: _________ Tage

Längster Zyklus bislang: _________ Tage

Messort:
Po ☐
Scheide ☐
Mund ☐
Ohr ☐

Zyklusbeginn (1. Tag der Periode) am: _____ . _____ . 20 _____   Thermometer: ____________________

Zyklus-Tag	1	2	3	4	5	6	7	8	9	10	11	12	13	14	15	16	17	18	19	20	21	22	23	24	25	26	27	28	29	30	31	32	33	34	35	36	37	38	39	40
Blutung																																								
Sex (X)																																								
Schleim **f = feucht** **k = klebrig** **s = spinnbar**																																								
Eisprung (E)																																								

Meine morgendliche Aufwachtemperatur:

37,5 / 37,4 / 37,3 / 37,2 / 37,1 / **37,0** / 36,9 / 36,8 / 36,7 / 36,6 / 36,5 / 36,4 / 36,3 / 36,2 / 36,1

Messzeit

Zyklus-Tag	1	2	3	4	5	6	7	8	9	10	11	12	13	14	15	16	17	18	19	20	21	22	23	24	25	26	27	28	29	30	31	32	33	34	35	36	37	38	39	40
Alkohol?																																								
Party, spät ins Bett?																																								
krank? Fieber?																																								
Stillen? voll / teil																																								
sonstige Vermerke																																								

Verhütung oder Kinderwunsch? Die kleine Fruchtbarkeits-Statistik:

Früheste erste höhere Messung (Eisprungzeit) in diesem Zyklus an Tag

Früheste erste höhere Messung (Eisprungzeit) aller bisherigen Zyklen inkl. diesem Zyklus an Tag

Minus 8 fruchtbare Tage = frühester als fruchtbar angenommener Tag bislang

Tipp: Trage zusätzlich in der Zeile „Eisprung" deine von der Temperaturmessung unabhängige, gefühlte oder vermutete Eisprungzeit ein. Manche Frauen spüren ihre Eierstöcke zur Eisprungzeit (eigenartiges Ziehen bzw. Stechen rechts oder links unterhalb des Nabels). Auch der Scheidenschleim hat zur Eisprungzeit eine glasig-spinnbare, fast flüssige Konsistenz, ähnlich Eiklar.

Meine Monatshygiene-Produkte in diesem Zyklus:

Meine Schmerzen bzw. Schmerzmittel in diesem Zyklus:

Meine Erfahrungen mit der freien Menstruation in diesem Zyklus:

Verhütung / Kinderwunsch in diesem Zyklus:

Was in diesem Zyklus außerdem wichtig ist:

Mein Zyklus Nummer:

Kürzester Zyklus bislang: _________ Tage

Längster Zyklus bislang: _________ Tage

Messort:
Po ☐
Scheide ☐
Mund ☐
Ohr ☐

Zyklusbeginn (1. Tag der Periode) am: _____ . _____ . 20 _____   Thermometer: ____________________

Zyklus-Tag	1	2	3	4	5	6	7	8	9	10	11	12	13	14	15	16	17	18	19	20	21	22	23	24	25	26	27	28	29	30	31	32	33	34	35	36	37	38	39	40
Blutung																																								
Sex (X)																																								
Schleim f = feucht k = klebrig s = spinnbar																																								
Eisprung (E)																																								

Meine morgendliche Aufwachtemperatur

37,5
37,4
37,3
37,2
37,1
37,0
36,9
36,8
36,7
36,6
36,5
36,4
36,3
36,2
36,1

Messzeit

Zyklus-Tag	1	2	3	4	5	6	7	8	9	10	11	12	13	14	15	16	17	18	19	20	21	22	23	24	25	26	27	28	29	30	31	32	33	34	35	36	37	38	39	40
Alkohol?																																								
Party, spät ins Bett?																																								
krank? Fieber?																																								
Stillen? voll / teil																																								
sonstige Vermerke																																								

Verhütung oder Kinderwunsch? Die kleine Fruchtbarkeits-Statistik:

Früheste erste höhere Messung (Eisprungzeit) in diesem Zyklus an Tag

Früheste erste höhere Messung (Eisprungzeit) aller bisherigen Zyklen inkl. diesem Zyklus an Tag

Minus 8 fruchtbare Tage = frühester als fruchtbar angenommener Tag bislang

Tipp: Trage zusätzlich in der Zeile „Eisprung" deine von der Temperaturmessung unabhängige, gefühlte oder vermutete Eisprungzeit ein. Manche Frauen spüren ihre Eierstöcke zur Eisprungzeit (eigenartiges Ziehen bzw. Stechen rechts oder links unterhalb des Nabels). Auch der Scheidenschleim hat zur Eisprungzeit eine glasig-spinnbare, fast flüssige Konsistenz, ähnlich Eiklar.

Meine Monatshygiene-Produkte in diesem Zyklus:

Meine Schmerzen bzw. Schmerzmittel in diesem Zyklus:

Meine Erfahrungen mit der freien Menstruation in diesem Zyklus:

Verhütung / Kinderwunsch in diesem Zyklus:

Was in diesem Zyklus außerdem wichtig ist:

Mein Zyklus Nummer: [ ]

Kürzester Zyklus bislang: _______ Tage

Längster Zyklus bislang: _______ Tage

Messort:
Po [ ]
Scheide [ ]
Mund [ ]
Ohr [ ]

Zyklusbeginn (1. Tag der Periode) am: _____ . _____ . 20 _____   Thermometer: _____________________

Zyklus-Tag	1	2	3	4	5	6	7	8	9	10	11	12	13	14	15	16	17	18	19	20	21	22	23	24	25	26	27	28	29	30	31	32	33	34	35	36	37	38	39	40
Blutung																																								
Sex (X)																																								
Schleim f = feucht k = klebrig s = spinnbar																																								
Eisprung (E)																																								

Meine morgendliche Aufwachtemperatur:

37,5
37,4
37,3
37,2
37,1
37,0
36,9
36,8
36,7
36,6
36,5
36,4
36,3
36,2
36,1

Messzeit

Zyklus-Tag	1	2	3	4	5	6	7	8	9	10	11	12	13	14	15	16	17	18	19	20	21	22	23	24	25	26	27	28	29	30	31	32	33	34	35	36	37	38	39	40
Alkohol?																																								
Party, spät ins Bett?																																								
krank? Fieber?																																								
Stillen? voll / teil																																								
sonstige Vermerke																																								

Verhütung oder Kinderwunsch? Die kleine Fruchtbarkeits-Statistik:

Früheste erste höhere Messung (Eisprungzeit) in diesem Zyklus an Tag

Früheste erste höhere Messung (Eisprungzeit) aller bisherigen Zyklen inkl. diesem Zyklus an Tag

Minus 8 fruchtbare Tage = frühester als fruchtbar angenommener Tag bislang

Tipp: Trage zusätzlich in der Zeile „Eisprung" deine von der Temperaturmessung unabhängige, gefühlte oder vermutete Eisprungzeit ein. Manche Frauen spüren ihre Eierstöcke zur Eisprungzeit (eigenartiges Ziehen bzw. Stechen rechts oder links unterhalb des Nabels). Auch der Scheidenschleim hat zur Eisprungzeit eine glasig-spinnbare, fast flüssige Konsistenz, ähnlich Eiklar.

Meine Monatshygiene-Produkte in diesem Zyklus:

Meine Schmerzen bzw. Schmerzmittel in diesem Zyklus:

Meine Erfahrungen mit der freien Menstruation in diesem Zyklus:

Verhütung / Kinderwunsch in diesem Zyklus:

Was in diesem Zyklus außerdem wichtig ist:

Mein Zyklus Nummer:

Kürzester Zyklus bislang: _________ Tage

Längster Zyklus bislang: _________ Tage

Messort:
Po ☐
Scheide ☐
Mund ☐
Ohr ☐

Zyklusbeginn (1. Tag der Periode) am: _____ . _____ . 20 _____   Thermometer: _____________________

Zyklus-Tag	1	2	3	4	5	6	7	8	9	10	11	12	13	14	15	16	17	18	19	20	21	22	23	24	25	26	27	28	29	30	31	32	33	34	35	36	37	38	39	40
Blutung																																								
Sex (X)																																								
Schleim f = feucht k = klebrig s = spinnbar																																								
Eisprung (E)																																								

Meine morgendliche Aufwachtemperatur:

°C	1	...	40
37,5			
37,4			
37,3			
37,2			
37,1			
37,0			
36,9			
36,8			
36,7			
36,6			
36,5			
36,4			
36,3			
36,2			
36,1			

Messzeit

Zyklus-Tag	1	2	3	4	5	6	7	8	9	10	11	12	13	14	15	16	17	18	19	20	21	22	23	24	25	26	27	28	29	30	31	32	33	34	35	36	37	38	39	40
Alkohol?																																								
Party, spät ins Bett?																																								
krank? Fieber?																																								
Stillen? voll / teil																																								
sonstige Vermerke																																								

Verhütung oder Kinderwunsch? Die kleine Fruchtbarkeits-Statistik:

Früheste erste höhere Messung (Eisprungzeit) in diesem Zyklus an Tag

Früheste erste höhere Messung (Eisprungzeit) aller bisherigen Zyklen inkl. diesem Zyklus an Tag

Minus 8 fruchtbare Tage = frühester als fruchtbar angenommener Tag bislang

Tipp: Trage zusätzlich in der Zeile „Eisprung" deine von der Temperaturmessung unabhängige, gefühlte oder vermutete Eisprungzeit ein. Manche Frauen spüren ihre Eierstöcke zur Eisprungzeit (eigenartiges Ziehen bzw. Stechen rechts oder links unterhalb des Nabels). Auch der Scheidenschleim hat zur Eisprungzeit eine glasig-spinnbare, fast flüssige Konsistenz, ähnlich Eiklar.

Meine Monatshygiene-Produkte in diesem Zyklus:

Meine Schmerzen bzw. Schmerzmittel in diesem Zyklus:

Meine Erfahrungen mit der freien Menstruation in diesem Zyklus:

Verhütung / Kinderwunsch in diesem Zyklus:

Was in diesem Zyklus außerdem wichtig ist:

Mein Zyklus Nummer:

Kürzester Zyklus bislang: _________ Tage

Längster Zyklus bislang: _________ Tage

Messort:
Po ☐
Scheide ☐
Mund ☐
Ohr ☐

Zyklusbeginn (1. Tag der Periode) am: _____ . _____ . 20 _____   Thermometer: ____________________

Zyklus-Tag	1	2	3	4	5	6	7	8	9	10	11	12	13	14	15	16	17	18	19	20	21	22	23	24	25	26	27	28	29	30	31	32	33	34	35	36	37	38	39	40
Blutung																																								
Sex (X)																																								
Schleim f = feucht k = klebrig s = spinnbar																																								
Eisprung (E)																																								

Meine morgendliche Aufwachtemperatur:

37,5
37,4
37,3
37,2
37,1
37,0
36,9
36,8
36,7
36,6
36,5
36,4
36,3
36,2
36,1

Messzeit

Zyklus-Tag	1	2	3	4	5	6	7	8	9	10	11	12	13	14	15	16	17	18	19	20	21	22	23	24	25	26	27	28	29	30	31	32	33	34	35	36	37	38	39	40
Alkohol?																																								
Party, spät ins Bett?																																								
krank? Fieber?																																								
Stillen? voll / teil																																								
sonstige Vermerke																																								

Verhütung oder Kinderwunsch? Die kleine Fruchtbarkeits-Statistik:

Früheste erste höhere Messung (Eisprungzeit) in diesem Zyklus an Tag

Früheste erste höhere Messung (Eisprungzeit) aller bisherigen Zyklen inkl. diesem Zyklus an Tag

Minus 8 fruchtbare Tage = frühester als fruchtbar angenommener Tag bislang

Tipp: Trage zusätzlich in der Zeile „Eisprung" deine von der Temperaturmessung unabhängige, gefühlte oder vermutete Eisprungzeit ein. Manche Frauen spüren ihre Eierstöcke zur Eisprungzeit (eigenartiges Ziehen bzw. Stechen rechts oder links unterhalb des Nabels). Auch der Scheidenschleim hat zur Eisprungzeit eine glasig-spinnbare, fast flüssige Konsistenz, ähnlich Eiklar.

Meine Monatshygiene-Produkte in diesem Zyklus:

Meine Schmerzen bzw. Schmerzmittel in diesem Zyklus:

Meine Erfahrungen mit der freien Menstruation in diesem Zyklus:

Verhütung / Kinderwunsch in diesem Zyklus:

Was in diesem Zyklus außerdem wichtig ist:

Kürzester Zyklus bislang: _________ Tage

Längster Zyklus bislang: _________ Tage

Messort:
Po ☐
Scheide ☐
Mund ☐
Ohr ☐

Zyklusbeginn (1. Tag der Periode) am: _____ . _____ . 20 _____

Thermometer: _____________________

Zyklus-Tag	1	2	3	4	5	6	7	8	9	10	11	12	13	14	15	16	17	18	19	20	21	22	23	24	25	26	27	28	29	30	31	32	33	34	35	36	37	38	39	40
Blutung																																								
Sex (X)																																								
Schleim f = feucht k = klebrig s = spinnbar																																								
Eisprung (E)																																								

Meine morgendliche Aufwachtemperatur

37,5
37,4
37,3
37,2
37,1
37,0
36,9
36,8
36,7
36,6
36,5
36,4
36,3
36,2
36,1

Messzeit

Zyklus-Tag	1	2	3	4	5	6	7	8	9	10	11	12	13	14	15	16	17	18	19	20	21	22	23	24	25	26	27	28	29	30	31	32	33	34	35	36	37	38	39	40
Alkohol?																																								
Party, spät ins Bett?																																								
krank? Fieber?																																								
Stillen? voll / teil																																								
sonstige Vermerke																																								

Früheste erste höhere Messung (Eisprungzeit) in diesem Zyklus an Tag

Früheste erste höhere Messung (Eisprungzeit) aller bisherigen Zyklen inkl. diesem Zyklus an Tag

Minus 8 fruchtbare Tage = frühester als fruchtbar angenommener Tag bislang

Tipp: Trage zusätzlich in der Zeile „Eisprung" deine von der Temperaturmessung unabhängige, gefühlte oder vermutete Eisprungzeit ein. Manche Frauen spüren ihre Eierstöcke zur Eisprungzeit (eigenartiges Ziehen bzw. Stechen rechts oder links unterhalb des Nabels). Auch der Scheidenschleim hat zur Eisprungzeit eine glasig-spinnbare, fast flüssige Konsistenz, ähnlich Eiklar.

Meine Monatshygiene-Produkte in diesem Zyklus:

Meine Schmerzen bzw. Schmerzmittel in diesem Zyklus:

Meine Erfahrungen mit der freien Menstruation in diesem Zyklus:

Verhütung / Kinderwunsch in diesem Zyklus:

Was in diesem Zyklus außerdem wichtig ist:

Mein Zyklus Nummer: [ ]

Kürzester Zyklus bislang: _________ Tage

Längster Zyklus bislang: _________ Tage

Messort:
Po [ ]
Scheide [ ]
Mund [ ]
Ohr [ ]

Zyklusbeginn (1. Tag der Periode) am: _____ . _____ . 20 _____   Thermometer: ___________________

Zyklus-Tag	1	2	3	4	5	6	7	8	9	10	11	12	13	14	15	16	17	18	19	20	21	22	23	24	25	26	27	28	29	30	31	32	33	34	35	36	37	38	39	40
Blutung																																								
Sex (X)																																								
Schleim **f = feucht** **k = klebrig** **s = spinnbar**																																								
Eisprung (E)																																								

Meine morgendliche Aufwachtemperatur:

37,5
37,4
37,3
37,2
37,1
37,0
36,9
36,8
36,7
36,6
36,5
36,4
36,3
36,2
36,1

Messzeit

Zyklus-Tag	1	2	3	4	5	6	7	8	9	10	11	12	13	14	15	16	17	18	19	20	21	22	23	24	25	26	27	28	29	30	31	32	33	34	35	36	37	38	39	40
Alkohol?																																								
Party, spät ins Bett?																																								
krank? Fieber?																																								
Stillen? voll / teil																																								
sonstige Vermerke																																								

Früheste erste höhere Messung (Eisprungzeit) in diesem Zyklus an Tag

Früheste erste höhere Messung (Eisprungzeit) aller bisherigen Zyklen inkl. diesem Zyklus an Tag

Minus 8 fruchtbare Tage = frühester als fruchtbar angenommener Tag bislang

Tipp: Trage zusätzlich in der Zeile „Eisprung" deine von der Temperaturmessung unabhängige, gefühlte oder vermutete Eisprungzeit ein. Manche Frauen spüren ihre Eierstöcke zur Eisprungzeit (eigenartiges Ziehen bzw. Stechen rechts oder links unterhalb des Nabels). Auch der Scheidenschleim hat zur Eisprungzeit eine glasig-spinnbare, fast flüssige Konsistenz, ähnlich Eiklar.

Meine Monatshygiene-Produkte in diesem Zyklus:

Meine Schmerzen bzw. Schmerzmittel in diesem Zyklus:

Meine Erfahrungen mit der freien Menstruation in diesem Zyklus:

Verhütung / Kinderwunsch in diesem Zyklus:

Was in diesem Zyklus außerdem wichtig ist:

Mein Zyklus Nummer:

Kürzester Zyklus bislang: _________ Tage

Längster Zyklus bislang: _________ Tage

Messort:
Po ☐
Scheide ☐
Mund ☐
Ohr ☐

Zyklusbeginn (1. Tag der Periode) am: _____ . _____ . 20 _____   Thermometer: _____________________

Zyklus-Tag	1	2	3	4	5	6	7	8	9	10	11	12	13	14	15	16	17	18	19	20	21	22	23	24	25	26	27	28	29	30	31	32	33	34	35	36	37	38	39	40
Blutung																																								
Sex (X)																																								
Schleim f = feucht k = klebrig s = spinnbar																																								
Eisprung (E)																																								

Meine morgendliche Aufwachtemperatur

37,5
37,4
37,3
37,2
37,1
37,0
36,9
36,8
36,7
36,6
36,5
36,4
36,3
36,2
36,1

Messzeit

Zyklus-Tag	1	2	3	4	5	6	7	8	9	10	11	12	13	14	15	16	17	18	19	20	21	22	23	24	25	26	27	28	29	30	31	32	33	34	35	36	37	38	39	40
Alkohol?																																								
Party, spät ins Bett?																																								
krank? Fieber?																																								
Stillen? voll / teil																																								
sonstige Vermerke																																								

Verhütung oder Kinderwunsch? Die kleine Fruchtbarkeits-Statistik:

Früheste erste höhere Messung (Eisprungzeit) in diesem Zyklus an Tag

Früheste erste höhere Messung (Eisprungzeit) aller bisherigen Zyklen inkl. diesem Zyklus an Tag

Minus 8 fruchtbare Tage = frühester als fruchtbar angenommener Tag bislang

Tipp: Trage zusätzlich in der Zeile „Eisprung" deine von der Temperaturmessung unabhängige, gefühlte oder vermutete Eisprungzeit ein. Manche Frauen spüren ihre Eierstöcke zur Eisprungzeit (eigenartiges Ziehen bzw. Stechen rechts oder links unterhalb des Nabels). Auch der Scheidenschleim hat zur Eisprungzeit eine glasig-spinnbare, fast flüssige Konsistenz, ähnlich Eiklar.

Meine Monatshygiene-Produkte in diesem Zyklus:

Meine Schmerzen bzw. Schmerzmittel in diesem Zyklus:

Meine Erfahrungen mit der freien Menstruation in diesem Zyklus:

Verhütung / Kinderwunsch in diesem Zyklus:

Was in diesem Zyklus außerdem wichtig ist:

Mein Zyklus Nummer: [ ]

Kürzester Zyklus bislang: _________ Tage

Längster Zyklus bislang: _________ Tage

Messort:
Po ☐
Scheide ☐
Mund ☐
Ohr ☐

Zyklusbeginn (1. Tag der Periode) am: _____ . _____ . 20 _____   Thermometer: _____________________

Zyklus-Tag	1	2	3	4	5	6	7	8	9	10	11	12	13	14	15	16	17	18	19	20	21	22	23	24	25	26	27	28	29	30	31	32	33	34	35	36	37	38	39	40
Blutung																																								
Sex (X)																																								
Schleim f = feucht k = klebrig s = spinnbar																																								
Eisprung (E)																																								

Meine morgendliche Aufwachtemperatur

37,5
37,4
37,3
37,2
37,1
37,0
36,9
36,8
36,7
36,6
36,5
36,4
36,3
36,2
36,1

Messzeit

Zyklus-Tag	1	2	3	4	5	6	7	8	9	10	11	12	13	14	15	16	17	18	19	20	21	22	23	24	25	26	27	28	29	30	31	32	33	34	35	36	37	38	39	40
Alkohol?																																								
Party, spät ins Bett?																																								
krank? Fieber?																																								
Stillen? voll / teil																																								
sonstige Vermerke																																								

Verhütung oder Kinderwunsch? Die kleine Fruchtbarkeits-Statistik:

Früheste erste höhere Messung (Eisprungzeit) in diesem Zyklus an Tag

Früheste erste höhere Messung (Eisprungzeit) aller bisherigen Zyklen inkl. diesem Zyklus an Tag

Minus 8 fruchtbare Tage = frühester als fruchtbar angenommener Tag bislang

Tipp: Trage zusätzlich in der Zeile „Eisprung" deine von der Temperaturmessung unabhängige, gefühlte oder vermutete Eisprungzeit ein. Manche Frauen spüren ihre Eierstöcke zur Eisprungzeit (eigenartiges Ziehen bzw. Stechen rechts oder links unterhalb des Nabels). Auch der Scheidenschleim hat zur Eisprungzeit eine glasig-spinnbare, fast flüssige Konsistenz, ähnlich Eiklar.

Meine Monatshygiene-Produkte in diesem Zyklus:

Meine Schmerzen bzw. Schmerzmittel in diesem Zyklus:

Meine Erfahrungen mit der freien Menstruation in diesem Zyklus:

Verhütung / Kinderwunsch in diesem Zyklus:

Was in diesem Zyklus außerdem wichtig ist:

Mein Zyklus Nummer: [ ]

Kürzester Zyklus bislang: _________ Tage

Längster Zyklus bislang: _________ Tage

Messort:
Po ☐
Scheide ☐
Mund ☐
Ohr ☐

Zyklusbeginn (1. Tag der Periode) am: _____ . _____ . 20 _____   Thermometer: _____________________

Zyklus-Tag	1	2	3	4	5	6	7	8	9	10	11	12	13	14	15	16	17	18	19	20	21	22	23	24	25	26	27	28	29	30	31	32	33	34	35	36	37	38	39	40
Blutung																																								
Sex (X)																																								
Schleim f = feucht k = klebrig s = spinnbar																																								
Eisprung (E)																																								

Meine morgendliche Aufwachtemperatur

37,5
37,4
37,3
37,2
37,1
37,0
36,9
36,8
36,7
36,6
36,5
36,4
36,3
36,2
36,1

Messzeit																																								

Zyklus-Tag	1	2	3	4	5	6	7	8	9	10	11	12	13	14	15	16	17	18	19	20	21	22	23	24	25	26	27	28	29	30	31	32	33	34	35	36	37	38	39	40
Alkohol?																																								
Party, spät ins Bett?																																								
krank? Fieber?																																								
Stillen? voll / teil																																								
sonstige Vermerke																																								

Verhütung oder Kinderwunsch? Die kleine Fruchtbarkeits-Statistik:

Früheste erste höhere Messung (Eisprungzeit) in diesem Zyklus an Tag

Früheste erste höhere Messung (Eisprungzeit) aller bisherigen Zyklen inkl. diesem Zyklus an Tag

Minus 8 fruchtbare Tage = frühester als fruchtbar angenommener Tag bislang

Tipp: Trage zusätzlich in der Zeile „Eisprung" deine von der Temperaturmessung unabhängige, gefühlte oder vermutete Eisprungzeit ein. Manche Frauen spüren ihre Eierstöcke zur Eisprungzeit (eigenartiges Ziehen bzw. Stechen rechts oder links unterhalb des Nabels). Auch der Scheidenschleim hat zur Eisprungzeit eine glasig-spinnbare, fast flüssige Konsistenz, ähnlich Eiklar.

Meine Monatshygiene-Produkte in diesem Zyklus:

Meine Schmerzen bzw. Schmerzmittel in diesem Zyklus:

Meine Erfahrungen mit der freien Menstruation in diesem Zyklus:

Verhütung / Kinderwunsch in diesem Zyklus:

Was in diesem Zyklus außerdem wichtig ist:

Mein Zyklus Nummer: ☐

Kürzester Zyklus bislang: _________ Tage

Längster Zyklus bislang: _________ Tage

Messort:
Po ☐
Scheide ☐
Mund ☐
Ohr ☐

Zyklusbeginn (1. Tag der Periode) am: _____ . _____ . 20 _____   Thermometer: _____________________

Zyklus-Tag	1	2	3	4	5	6	7	8	9	10	11	12	13	14	15	16	17	18	19	20	21	22	23	24	25	26	27	28	29	30	31	32	33	34	35	36	37	38	39	40
Blutung																																								
Sex (X)																																								
Schleim f = feucht k = klebrig s = spinnbar																																								
Eisprung (E)																																								

Meine morgendliche Aufwachtemperatur

37,5
37,4
37,3
37,2
37,1
37,0
36,9
36,8
36,7
36,6
36,5
36,4
36,3
36,2
36,1

Messzeit																																								

Zyklus-Tag	1	2	3	4	5	6	7	8	9	10	11	12	13	14	15	16	17	18	19	20	21	22	23	24	25	26	27	28	29	30	31	32	33	34	35	36	37	38	39	40
Alkohol?																																								
Party, spät ins Bett?																																								
krank? Fieber?																																								
Stillen? voll / teil																																								
sonstige Vermerke																																								

Verhütung oder Kinderwunsch? Die kleine Fruchtbarkeits-Statistik:

Früheste erste höhere Messung (Eisprungzeit) in diesem Zyklus an Tag

Früheste erste höhere Messung (Eisprungzeit) aller bisherigen Zyklen inkl. diesem Zyklus an Tag

Minus 8 fruchtbare Tage = frühester als fruchtbar angenommener Tag bislang

Tipp: Trage zusätzlich in der Zeile „Eisprung" deine von der Temperaturmessung unabhängige, gefühlte oder vermutete Eisprungzeit ein. Manche Frauen spüren ihre Eierstöcke zur Eisprungzeit (eigenartiges Ziehen bzw. Stechen rechts oder links unterhalb des Nabels). Auch der Scheidenschleim hat zur Eisprungzeit eine glasig-spinnbare, fast flüssige Konsistenz, ähnlich Eiklar.

Meine Monatshygiene-Produkte in diesem Zyklus:

Meine Schmerzen bzw. Schmerzmittel in diesem Zyklus:

Meine Erfahrungen mit der freien Menstruation in diesem Zyklus:

Verhütung / Kinderwunsch in diesem Zyklus:

Was in diesem Zyklus außerdem wichtig ist:

Mein Zyklus Nummer:

Kürzester Zyklus bislang: ________ Tage

Längster Zyklus bislang: ________ Tage

Messort:
Po ☐
Scheide ☐
Mund ☐
Ohr ☐

Zyklusbeginn (1. Tag der Periode) am: _____ . _____ . 20 ____   Thermometer: ____________________

Zyklus-Tag	1	2	3	4	5	6	7	8	9	10	11	12	13	14	15	16	17	18	19	20	21	22	23	24	25	26	27	28	29	30	31	32	33	34	35	36	37	38	39	40
Blutung																																								
Sex (X)																																								
Schleim f = feucht k = klebrig s = spinnbar																																								
Eisprung (E)																																								

Meine morgendliche Aufwachtemperatur:
37,5 · 37,4 · 37,3 · 37,2 · 37,1 · **37,0** · 36,9 · 36,8 · 36,7 · 36,6 · 36,5 · 36,4 · 36,3 · 36,2 · 36,1

Messzeit																																								

Zyklus-Tag	1	2	3	4	5	6	7	8	9	10	11	12	13	14	15	16	17	18	19	20	21	22	23	24	25	26	27	28	29	30	31	32	33	34	35	36	37	38	39	40
Alkohol?																																								
Party, spät ins Bett?																																								
krank? Fieber?																																								
Stillen? voll / teil																																								
sonstige Vermerke																																								

Verhütung oder Kinderwunsch? Die kleine Fruchtbarkeits-Statistik:

Früheste erste höhere Messung (Eisprungzeit) in diesem Zyklus an Tag

Früheste erste höhere Messung (Eisprungzeit) aller bisherigen Zyklen inkl. diesem Zyklus an Tag

Minus 8 fruchtbare Tage = frühester als fruchtbar angenommener Tag bislang

Tipp: Trage zusätzlich in der Zeile „Eisprung" deine von der Temperaturmessung unabhängige, gefühlte oder vermutete Eisprungzeit ein. Manche Frauen spüren ihre Eierstöcke zur Eisprungzeit (eigenartiges Ziehen bzw. Stechen rechts oder links unterhalb des Nabels). Auch der Scheidenschleim hat zur Eisprungzeit eine glasig-spinnbare, fast flüssige Konsistenz, ähnlich Eiklar.

Meine Monatshygiene-Produkte in diesem Zyklus:

Meine Schmerzen bzw. Schmerzmittel in diesem Zyklus:

Meine Erfahrungen mit der freien Menstruation in diesem Zyklus:

Verhütung / Kinderwunsch in diesem Zyklus:

Was in diesem Zyklus außerdem wichtig ist:

Mein Zyklus Nummer: ☐

Kürzester Zyklus bislang: _______ Tage

Längster Zyklus bislang: _______ Tage

Messort:
Po ☐
Scheide ☐
Mund ☐
Ohr ☐

Zyklusbeginn (1. Tag der Periode) am: _____ . _____ . 20 _____   Thermometer: _____________________

Zyklus-Tag	1	2	3	4	5	6	7	8	9	10	11	12	13	14	15	16	17	18	19	20	21	22	23	24	25	26	27	28	29	30	31	32	33	34	35	36	37	38	39	40
Blutung																																								
Sex (X)																																								
Schleim f = feucht k = klebrig s = spinnbar																																								
Eisprung (E)																																								

Meine morgendliche Aufwachtemperatur:

37,5
37,4
37,3
37,2
37,1
37,0
36,9
36,8
36,7
36,6
36,5
36,4
36,3
36,2
36,1

Messzeit																																								

Zyklus-Tag	1	2	3	4	5	6	7	8	9	10	11	12	13	14	15	16	17	18	19	20	21	22	23	24	25	26	27	28	29	30	31	32	33	34	35	36	37	38	39	40
Alkohol?																																								
Party, spät ins Bett?																																								
krank? Fieber?																																								
Stillen? voll / teil																																								
sonstige Vermerke																																								

Verhütung oder Kinderwunsch? Die kleine Fruchtbarkeits-Statistik:

Früheste erste höhere Messung (Eisprungzeit) in diesem Zyklus an Tag

Früheste erste höhere Messung (Eisprungzeit) aller bisherigen Zyklen inkl. diesem Zyklus an Tag

Minus 8 fruchtbare Tage = frühester als fruchtbar angenommener Tag bislang

Tipp: Trage zusätzlich in der Zeile „Eisprung" deine von der Temperaturmessung unabhängige, gefühlte oder vermutete Eisprungzeit ein. Manche Frauen spüren ihre Eierstöcke zur Eisprungzeit (eigenartiges Ziehen bzw. Stechen rechts oder links unterhalb des Nabels). Auch der Scheidenschleim hat zur Eisprungzeit eine glasig-spinnbare, fast flüssige Konsistenz, ähnlich Eiklar.

Meine Monatshygiene-Produkte in diesem Zyklus:

Meine Schmerzen bzw. Schmerzmittel in diesem Zyklus:

Meine Erfahrungen mit der freien Menstruation in diesem Zyklus:

Verhütung / Kinderwunsch in diesem Zyklus:

Was in diesem Zyklus außerdem wichtig ist:

Mein Zyklus Nummer:

Kürzester Zyklus bislang: _________ Tage

Längster Zyklus bislang: _________ Tage

Messort:
Po ☐
Scheide ☐
Mund ☐
Ohr ☐

Zyklusbeginn (1. Tag der Periode) am: _____ . _____ . 20 _____   Thermometer: _______________________

Zyklus-Tag	1	2	3	4	5	6	7	8	9	10	11	12	13	14	15	16	17	18	19	20	21	22	23	24	25	26	27	28	29	30	31	32	33	34	35	36	37	38	39	40
Blutung																																								
Sex (X)																																								
Schleim f = feucht k = klebrig s = spinnbar																																								
Eisprung (E)																																								

Meine morgendliche Aufwachtemperatur

37,5
37,4
37,3
37,2
37,1
37,0
36,9
36,8
36,7
36,6
36,5
36,4
36,3
36,2
36,1

Messzeit																																								

Zyklus-Tag	1	2	3	4	5	6	7	8	9	10	11	12	13	14	15	16	17	18	19	20	21	22	23	24	25	26	27	28	29	30	31	32	33	34	35	36	37	38	39	40
Alkohol?																																								
Party, spät ins Bett?																																								
krank? Fieber?																																								
Stillen? voll / teil																																								
sonstige Vermerke																																								

Verhütung oder Kinderwunsch? Die kleine Fruchtbarkeits-Statistik:

Früheste erste höhere Messung (Eisprungzeit) in diesem Zyklus an Tag

Früheste erste höhere Messung (Eisprungzeit) aller bisherigen Zyklen inkl. diesem Zyklus an Tag

Minus 8 fruchtbare Tage = frühester als fruchtbar angenommener Tag bislang

Tipp: Trage zusätzlich in der Zeile „Eisprung" deine von der Temperaturmessung unabhängige, gefühlte oder vermutete Eisprungzeit ein. Manche Frauen spüren ihre Eierstöcke zur Eisprungzeit (eigenartiges Ziehen bzw. Stechen rechts oder links unterhalb des Nabels). Auch der Scheidenschleim hat zur Eisprungzeit eine glasig-spinnbare, fast flüssige Konsistenz, ähnlich Eiklar.

Meine Monatshygiene-Produkte in diesem Zyklus:

Meine Schmerzen bzw. Schmerzmittel in diesem Zyklus:

Meine Erfahrungen mit der freien Menstruation in diesem Zyklus:

Verhütung / Kinderwunsch in diesem Zyklus:

Was in diesem Zyklus außerdem wichtig ist:

Mein Zyklus Nummer:

Kürzester Zyklus bislang: _________ Tage

Längster Zyklus bislang: _________ Tage

Messort:
Po ☐
Scheide ☐
Mund ☐
Ohr ☐

Zyklusbeginn (1. Tag der Periode) am: _____ . _____ . 20 _____   Thermometer: _____________________

Zyklus-Tag	1	2	3	4	5	6	7	8	9	10	11	12	13	14	15	16	17	18	19	20	21	22	23	24	25	26	27	28	29	30	31	32	33	34	35	36	37	38	39	40
Blutung																																								
Sex (X)																																								
Schleim **f = feucht k = klebrig s = spinnbar**																																								
Eisprung (E)																																								

Meine morgendliche Aufwachtemperatur

37,5
37,4
37,3
37,2
37,1
37,0
36,9
36,8
36,7
36,6
36,5
36,4
36,3
36,2
36,1

Messzeit																																								
Zyklus-Tag	1	2	3	4	5	6	7	8	9	10	11	12	13	14	15	16	17	18	19	20	21	22	23	24	25	26	27	28	29	30	31	32	33	34	35	36	37	38	39	40
Alkohol?																																								
Party, spät ins Bett?																																								
krank? Fieber?																																								
Stillen? voll / teil																																								
sonstige Vermerke																																								

Verhütung oder Kinderwunsch? Die kleine Fruchtbarkeits-Statistik:

Früheste erste höhere Messung (Eisprungzeit) in diesem Zyklus an Tag

Früheste erste höhere Messung (Eisprungzeit) aller bisherigen Zyklen inkl. diesem Zyklus an Tag

Minus 8 fruchtbare Tage = frühester als fruchtbar angenommener Tag bislang

Tipp: Trage zusätzlich in der Zeile „Eisprung" deine von der Temperaturmessung unabhängige, gefühlte oder vermutete Eisprungzeit ein. Manche Frauen spüren ihre Eierstöcke zur Eisprungzeit (eigenartiges Ziehen bzw. Stechen rechts oder links unterhalb des Nabels). Auch der Scheidenschleim hat zur Eisprungzeit eine glasig-spinnbare, fast flüssige Konsistenz, ähnlich Eiklar.

Meine Monatshygiene-Produkte in diesem Zyklus:

Meine Schmerzen bzw. Schmerzmittel in diesem Zyklus:

Meine Erfahrungen mit der freien Menstruation in diesem Zyklus:

Verhütung / Kinderwunsch in diesem Zyklus:

Was in diesem Zyklus außerdem wichtig ist:

Mein Zyklus Nummer:

Kürzester Zyklus bislang: _________ Tage

Längster Zyklus bislang: _________ Tage

Messort:
Po ☐
Scheide ☐
Mund ☐
Ohr ☐

Zyklusbeginn (1. Tag der Periode) am: _____ . _____ . 20 _____   Thermometer: ____________________

Zyklus-Tag	1	2	3	4	5	6	7	8	9	10	11	12	13	14	15	16	17	18	19	20	21	22	23	24	25	26	27	28	29	30	31	32	33	34	35	36	37	38	39	40
Blutung																																								
Sex (X)																																								
Schleim **f = feucht k = klebrig s = spinnbar**																																								
Eisprung (E)																																								

Meine morgendliche Aufwachtemperatur:

37,5
37,4
37,3
37,2
37,1
37,0
36,9
36,8
36,7
36,6
36,5
36,4
36,3
36,2
36,1

Messzeit

Zyklus-Tag	1	2	3	4	5	6	7	8	9	10	11	12	13	14	15	16	17	18	19	20	21	22	23	24	25	26	27	28	29	30	31	32	33	34	35	36	37	38	39	40
Alkohol?																																								
Party, spät ins Bett?																																								
krank? Fieber?																																								
Stillen? voll / teil																																								
sonstige Vermerke																																								

Verhütung oder Kinderwunsch? Die kleine Fruchtbarkeits-Statistik:

Früheste erste höhere Messung (Eisprungzeit) in diesem Zyklus an Tag

Früheste erste höhere Messung (Eisprungzeit) aller bisherigen Zyklen inkl. diesem Zyklus an Tag

Minus 8 fruchtbare Tage = frühester als fruchtbar angenommener Tag bislang

Tipp: Trage zusätzlich in der Zeile „Eisprung" deine von der Temperaturmessung unabhängige, gefühlte oder vermutete Eisprungzeit ein. Manche Frauen spüren ihre Eierstöcke zur Eisprungzeit (eigenartiges Ziehen bzw. Stechen rechts oder links unterhalb des Nabels). Auch der Scheidenschleim hat zur Eisprungzeit eine glasig-spinnbare, fast flüssige Konsistenz, ähnlich Eiklar.

Meine Monatshygiene-Produkte in diesem Zyklus:

Meine Schmerzen bzw. Schmerzmittel in diesem Zyklus:

Meine Erfahrungen mit der freien Menstruation in diesem Zyklus:

Verhütung / Kinderwunsch in diesem Zyklus:

Was in diesem Zyklus außerdem wichtig ist:

Mein Zyklus Nummer:

Kürzester Zyklus bislang: _________ Tage

Längster Zyklus bislang: _________ Tage

Messort:
Po ☐
Scheide ☐
Mund ☐
Ohr ☐

Zyklusbeginn (1. Tag der Periode) am: _____ . _____ . 20 _____

Thermometer: _____________________

Zyklus-Tag	1	2	3	4	5	6	7	8	9	10	11	12	13	14	15	16	17	18	19	20	21	22	23	24	25	26	27	28	29	30	31	32	33	34	35	36	37	38	39	40
Blutung																																								
Sex (X)																																								
Schleim **f = feucht** **k = klebrig** **s = spinnbar**																																								
Eisprung (E)																																								

Meine morgendliche Aufwachtemperatur

	37,5
	37,4
	37,3
	37,2
	37,1
	37,0
	36,9
	36,8
	36,7
	36,6
	36,5
	36,4
	36,3
	36,2
	36,1

Messzeit

Zyklus-Tag	1	2	3	4	5	6	7	8	9	10	11	12	13	14	15	16	17	18	19	20	21	22	23	24	25	26	27	28	29	30	31	32	33	34	35	36	37	38	39	40
Alkohol?																																								
Party, spät ins Bett?																																								
krank? Fieber?																																								
Stillen? voll / teil																																								
sonstige Vermerke																																								

Verhütung oder Kinderwunsch? Die kleine Fruchtbarkeits-Statistik:

Früheste erste höhere Messung (Eisprungzeit) in diesem Zyklus an Tag

Früheste erste höhere Messung (Eisprungzeit) aller bisherigen Zyklen inkl. diesem Zyklus an Tag

Minus 8 fruchtbare Tage = frühester als fruchtbar angenommener Tag bislang

Tipp: Trage zusätzlich in der Zeile „Eisprung" deine von der Temperaturmessung unabhängige, gefühlte oder vermutete Eisprungzeit ein. Manche Frauen spüren ihre Eierstöcke zur Eisprungzeit (eigenartiges Ziehen bzw. Stechen rechts oder links unterhalb des Nabels). Auch der Scheidenschleim hat zur Eisprungzeit eine glasig-spinnbare, fast flüssige Konsistenz, ähnlich Eiklar.

Meine Monatshygiene-Produkte in diesem Zyklus:

Meine Schmerzen bzw. Schmerzmittel in diesem Zyklus:

Meine Erfahrungen mit der freien Menstruation in diesem Zyklus:

Verhütung / Kinderwunsch in diesem Zyklus:

Was in diesem Zyklus außerdem wichtig ist:

Mein Zyklus Nummer:

Kürzester Zyklus bislang: _________ Tage

Längster Zyklus bislang: _________ Tage

Messort:
Po ☐
Scheide ☐
Mund ☐
Ohr ☐

Zyklusbeginn (1. Tag der Periode) am: _____ . _____ . 20 _____

Thermometer: ___________________

Zyklus-Tag	1	2	3	4	5	6	7	8	9	10	11	12	13	14	15	16	17	18	19	20	21	22	23	24	25	26	27	28	29	30	31	32	33	34	35	36	37	38	39	40
Blutung																																								
Sex (X)																																								
Schleim f = feucht k = klebrig s = spinnbar																																								
Eisprung (E)																																								

Meine morgendliche Aufwachtemperatur:

37,5
37,4
37,3
37,2
37,1
37,0
36,9
36,8
36,7
36,6
36,5
36,4
36,3
36,2
36,1

Messzeit

Zyklus-Tag	1	2	3	4	5	6	7	8	9	10	11	12	13	14	15	16	17	18	19	20	21	22	23	24	25	26	27	28	29	30	31	32	33	34	35	36	37	38	39	40
Alkohol?																																								
Party, spät ins Bett?																																								
krank? Fieber?																																								
Stillen? voll / teil																																								
sonstige Vermerke																																								

Verhütung oder Kinderwunsch? Die kleine Fruchtbarkeits-Statistik:

Früheste erste höhere Messung (Eisprungzeit) in diesem Zyklus an Tag

Früheste erste höhere Messung (Eisprungzeit) aller bisherigen Zyklen inkl. diesem Zyklus an Tag

Minus 8 fruchtbare Tage = frühester als fruchtbar angenommener Tag bislang

Tipp: Trage zusätzlich in der Zeile „Eisprung" deine von der Temperaturmessung unabhängige, gefühlte oder vermutete Eisprungzeit ein. Manche Frauen spüren ihre Eierstöcke zur Eisprungzeit (eigenartiges Ziehen bzw. Stechen rechts oder links unterhalb des Nabels). Auch der Scheidenschleim hat zur Eisprungzeit eine glasig-spinnbare, fast flüssige Konsistenz, ähnlich Eiklar.

Meine Monatshygiene-Produkte in diesem Zyklus:

Meine Schmerzen bzw. Schmerzmittel in diesem Zyklus:

Meine Erfahrungen mit der freien Menstruation in diesem Zyklus:

Verhütung / Kinderwunsch in diesem Zyklus:

Was in diesem Zyklus außerdem wichtig ist:

Mein Zyklus Nummer: [ ]

Kürzester Zyklus bislang: ________ Tage

Längster Zyklus bislang: ________ Tage

Messort:
Po ☐
Scheide ☐
Mund ☐
Ohr ☐

Zyklusbeginn (1. Tag der Periode) am: _____ . _____ . 20 _____

Thermometer: ______________________

Zyklus-Tag	1	2	3	4	5	6	7	8	9	10	11	12	13	14	15	16	17	18	19	20	21	22	23	24	25	26	27	28	29	30	31	32	33	34	35	36	37	38	39	40
Blutung																																								
Sex (X)																																								
Schleim **f = feucht** **k = klebrig** **s = spinnbar**																																								
Eisprung (E)																																								

Meine morgendliche Aufwachtemperatur:

37,5
37,4
37,3
37,2
37,1
37,0
36,9
36,8
36,7
36,6
36,5
36,4
36,3
36,2
36,1

Messzeit

Zyklus-Tag	1	2	3	4	5	6	7	8	9	10	11	12	13	14	15	16	17	18	19	20	21	22	23	24	25	26	27	28	29	30	31	32	33	34	35	36	37	38	39	40
Alkohol?																																								
Party, spät ins Bett?																																								
krank? Fieber?																																								
Stillen? voll / teil																																								
sonstige Vermerke																																								

Verhütung oder Kinderwunsch? Die kleine Fruchtbarkeits-Statistik:

Früheste erste höhere Messung (Eisprungzeit) in diesem Zyklus an Tag

Früheste erste höhere **Messung** (Eisprungzeit) aller bisherigen Zyklen inkl. diesem Zyklus an Tag

Minus 8 fruchtbare Tage = frühester als fruchtbar angenommener Tag bislang

Tipp: Trage zusätzlich in der Zeile „Eisprung" deine von der Temperaturmessung unabhängige, gefühlte oder vermutete Eisprungzeit ein. Manche Frauen spüren ihre Eierstöcke zur Eisprungzeit (eigenartiges Ziehen bzw. Stechen rechts oder links unterhalb des Nabels). Auch der Scheidenschleim hat zur Eisprungzeit eine glasig-spinnbare, fast flüssige Konsistenz, ähnlich Eiklar.

Meine Monatshygiene-Produkte in diesem Zyklus:

Meine Schmerzen bzw. Schmerzmittel in diesem Zyklus:

Meine Erfahrungen mit der freien Menstruation in diesem Zyklus:

Verhütung / Kinderwunsch in diesem Zyklus:

Was in diesem Zyklus außerdem wichtig ist:

Mein Zyklus Nummer:

Kürzester Zyklus bislang: _________ Tage

Längster Zyklus bislang: _________ Tage

Messort:
Po ☐
Scheide ☐
Mund ☐
Ohr ☐

Zyklusbeginn (1. Tag der Periode) am: _____ . _____ . 20 _____   Thermometer: _____________________

Zyklus-Tag	1	2	3	4	5	6	7	8	9	10	11	12	13	14	15	16	17	18	19	20	21	22	23	24	25	26	27	28	29	30	31	32	33	34	35	36	37	38	39	40
Blutung																																								
Sex (X)																																								
Schleim f = feucht k = klebrig s = spinnbar																																								
Eisprung (E)																																								

Meine morgendliche Aufwachtemperatur

	1	2	3	4	5	6	7	8	9	10	11	12	13	14	15	16	17	18	19	20	21	22	23	24	25	26	27	28	29	30	31	32	33	34	35	36	37	38	39	40
37,5																																								
37,4																																								
37,3																																								
37,2																																								
37,1																																								
37,0																																								
36,9																																								
36,8																																								
36,7																																								
36,6																																								
36,5																																								
36,4																																								
36,3																																								
36,2																																								
36,1																																								

Messzeit																																								

Zyklus-Tag	1	2	3	4	5	6	7	8	9	10	11	12	13	14	15	16	17	18	19	20	21	22	23	24	25	26	27	28	29	30	31	32	33	34	35	36	37	38	39	40
Alkohol?																																								
Party, spät ins Bett?																																								
krank? Fieber?																																								
Stillen? voll / teil																																								
sonstige Vermerke																																								

Verhütung oder Kinderwunsch? Die kleine Fruchtbarkeits-Statistik:

Früheste erste höhere Messung (Eisprungzeit) in diesem Zyklus an Tag

Früheste erste höhere Messung (Eisprungzeit) aller bisherigen Zyklen inkl. diesem Zyklus an Tag

Minus 8 fruchtbare Tage = frühester als fruchtbar angenommener Tag bislang

Tipp: Trage zusätzlich in der Zeile „Eisprung" deine von der Temperaturmessung unabhängige, gefühlte oder vermutete Eisprungzeit ein. Manche Frauen spüren ihre Eierstöcke zur Eisprungzeit (eigenartiges Ziehen bzw. Stechen rechts oder links unterhalb des Nabels). Auch der Scheidenschleim hat zur Eisprungzeit eine glasig-spinnbare, fast flüssige Konsistenz, ähnlich Eiklar.

Meine Monatshygiene-Produkte in diesem Zyklus:

Meine Schmerzen bzw. Schmerzmittel in diesem Zyklus:

Meine Erfahrungen mit der freien Menstruation in diesem Zyklus:

Verhütung / Kinderwunsch in diesem Zyklus:

Was in diesem Zyklus außerdem wichtig ist:

Mein Zyklus Nummer:

Kürzester Zyklus bislang: _________ Tage

Längster Zyklus bislang: _________ Tage

Messort:
Po ☐
Scheide ☐
Mund ☐
Ohr ☐

Zyklusbeginn (1. Tag der Periode) am: _____ . _____ . 20 _____   Thermometer: _____________________

Zyklus-Tag	1	2	3	4	5	6	7	8	9	10	11	12	13	14	15	16	17	18	19	20	21	22	23	24	25	26	27	28	29	30	31	32	33	34	35	36	37	38	39	40
Blutung																																								
Sex (X)																																								
Schleim f = feucht k = klebrig s = spinnbar																																								
Eisprung (E)																																								

Meine morgendliche Aufwachtemperatur:

Temperatur	37,5	37,4	37,3	37,2	37,1	**37,0**	36,9	36,8	36,7	36,6	36,5	36,4	36,3	36,2	36,1

Messzeit																																								

Zyklus-Tag	1	2	3	4	5	6	7	8	9	10	11	12	13	14	15	16	17	18	19	20	21	22	23	24	25	26	27	28	29	30	31	32	33	34	35	36	37	38	39	40
Alkohol?																																								
Party, spät ins Bett?																																								
krank? Fieber?																																								
Stillen? voll / teil																																								
sonstige Vermerke																																								

Verhütung oder Kinderwunsch? Die kleine Fruchtbarkeits-Statistik:

Früheste erste höhere Messung (Eisprungzeit) in diesem Zyklus an Tag

Früheste erste höhere Messung (Eisprungzeit) aller bisherigen Zyklen inkl. diesem Zyklus an Tag

Minus 8 fruchtbare Tage = frühester als fruchtbar angenommener Tag bislang

Tipp: Trage zusätzlich in der Zeile „Eisprung" deine von der Temperaturmessung unabhängige, gefühlte oder vermutete Eisprungzeit ein. Manche Frauen spüren ihre Eierstöcke zur Eisprungzeit (eigenartiges Ziehen bzw. Stechen rechts oder links unterhalb des Nabels). Auch der Scheidenschleim hat zur Eisprungzeit eine glasig-spinnbare, fast flüssige Konsistenz, ähnlich Eiklar.

Meine Monatshygiene-Produkte in diesem Zyklus:

Meine Schmerzen bzw. Schmerzmittel in diesem Zyklus:

Meine Erfahrungen mit der freien Menstruation in diesem Zyklus:

Verhütung / Kinderwunsch in diesem Zyklus:

Was in diesem Zyklus außerdem wichtig ist:

Mein Zyklus Nummer:

Kürzester Zyklus bislang: _________ Tage

Längster Zyklus bislang: _________ Tage

Messort:
Po ☐
Scheide ☐
Mund ☐
Ohr ☐

Zyklusbeginn (1. Tag der Periode) am: _____ . _____ . 20 _____   Thermometer: _____________________

Zyklus-Tag	1	2	3	4	5	6	7	8	9	10	11	12	13	14	15	16	17	18	19	20	21	22	23	24	25	26	27	28	29	30	31	32	33	34	35	36	37	38	39	40
Blutung																																								
Sex (X)																																								
Schleim f = feucht k = klebrig s = spinnbar																																								
Eisprung (E)																																								

Meine morgendliche Aufwachtemperatur:

37,5
37,4
37,3
37,2
37,1
37,0
36,9
36,8
36,7
36,6
36,5
36,4
36,3
36,2
36,1

| Messzeit | | | | | | | | | | | | | | | | | | | | | | | | | | | | | | | | | | | | | | | | |

Zyklus-Tag	1	2	3	4	5	6	7	8	9	10	11	12	13	14	15	16	17	18	19	20	21	22	23	24	25	26	27	28	29	30	31	32	33	34	35	36	37	38	39	40
Alkohol?																																								
Party, spät ins Bett?																																								
krank? Fieber?																																								
Stillen? voll / teil																																								
sonstige Vermerke																																								

Verhütung oder Kinderwunsch? Die kleine Fruchtbarkeits-Statistik:

Früheste erste höhere Messung (Eisprungzeit) in diesem Zyklus an Tag

Früheste erste höhere Messung (Eisprungzeit) aller bisherigen Zyklen inkl. diesem Zyklus an Tag

Minus 8 fruchtbare Tage = frühester als fruchtbar angenommener Tag bislang

Tipp: Trage zusätzlich in der Zeile „Eisprung" deine von der Temperaturmessung unabhängige, gefühlte oder vermutete Eisprungzeit ein. Manche Frauen spüren ihre Eierstöcke zur Eisprungzeit (eigenartiges Ziehen bzw. Stechen rechts oder links unterhalb des Nabels). Auch der Scheidenschleim hat zur Eisprungzeit eine glasig-spinnbare, fast flüssige Konsistenz, ähnlich Eiklar.

Meine Monatshygiene-Produkte in diesem Zyklus:

Meine Schmerzen bzw. Schmerzmittel in diesem Zyklus:

Meine Erfahrungen mit der freien Menstruation in diesem Zyklus:

Verhütung / Kinderwunsch in diesem Zyklus:

Was in diesem Zyklus außerdem wichtig ist:

Mein Zyklus Nummer:

Kürzester Zyklus bislang: _________ Tage

Längster Zyklus bislang: _________ Tage

Messort:
Po ☐
Scheide ☐
Mund ☐
Ohr ☐

Zyklusbeginn (1. Tag der Periode) am: _____ . _____ . 20 _____   Thermometer: _____________________

Zyklus-Tag	1	2	3	4	5	6	7	8	9	10	11	12	13	14	15	16	17	18	19	20	21	22	23	24	25	26	27	28	29	30	31	32	33	34	35	36	37	38	39	40
Blutung																																								
Sex (X)																																								
Schleim f = feucht k = klebrig s = spinnbar																																								
Eisprung (E)																																								

Meine morgendliche Aufwachtemperatur:

37,5
37,4
37,3
37,2
37,1
37,0
36,9
36,8
36,7
36,6
36,5
36,4
36,3
36,2
36,1

Messzeit

Zyklus-Tag	1	2	3	4	5	6	7	8	9	10	11	12	13	14	15	16	17	18	19	20	21	22	23	24	25	26	27	28	29	30	31	32	33	34	35	36	37	38	39	40
Alkohol?																																								
Party, spät ins Bett?																																								
krank? Fieber?																																								
Stillen? voll / teil																																								
sonstige Vermerke																																								

Verhütung oder Kinderwunsch? Die kleine Fruchtbarkeits-Statistik:

Früheste erste höhere Messung (Eisprungzeit) in diesem Zyklus an Tag

Früheste erste höhere **Messung** (Eisprungzeit) aller bisherigen Zyklen inkl. diesem Zyklus an Tag

Minus 8 fruchtbare Tage = frühester als fruchtbar angenommener Tag bislang

Tipp: Trage zusätzlich in der Zeile „Eisprung" deine von der Temperaturmessung unabhängige, gefühlte oder vermutete Eisprungzeit ein. Manche Frauen spüren ihre Eierstöcke zur Eisprungzeit (eigenartiges Ziehen bzw. Stechen rechts oder links unterhalb des Nabels). Auch der Scheidenschleim hat zur Eisprungzeit eine glasig-spinnbare, fast flüssige Konsistenz, ähnlich Eiklar.

Meine Monatshygiene-Produkte in diesem Zyklus:

Meine Schmerzen bzw. Schmerzmittel in diesem Zyklus:

Meine Erfahrungen mit der freien Menstruation in diesem Zyklus:

Verhütung / Kinderwunsch in diesem Zyklus:

Was in diesem Zyklus außerdem wichtig ist:

Mein Zyklus Nummer:

Kürzester Zyklus bislang: _________ Tage

Längster Zyklus bislang: _________ Tage

Messort:
Po ☐
Scheide ☐
Mund ☐
Ohr ☐

Zyklusbeginn (1. Tag der Periode) am: _____ . _____ . 20 _____   Thermometer: _______________________

Zyklus-Tag	1	2	3	4	5	6	7	8	9	10	11	12	13	14	15	16	17	18	19	20	21	22	23	24	25	26	27	28	29	30	31	32	33	34	35	36	37	38	39	40
Blutung																																								
Sex (X)																																								
Schleim f = feucht k = klebrig s = spinnbar																																								
Eisprung (E)																																								

Meine morgendliche Aufwachtemperatur

37,5
37,4
37,3
37,2
37,1
37,0
36,9
36,8
36,7
36,6
36,5
36,4
36,3
36,2
36,1

Messzeit

Zyklus-Tag	1	2	3	4	5	6	7	8	9	10	11	12	13	14	15	16	17	18	19	20	21	22	23	24	25	26	27	28	29	30	31	32	33	34	35	36	37	38	39	40
Alkohol?																																								
Party, spät ins Bett?																																								
krank? Fieber?																																								
Stillen? voll / teil																																								
sonstige Vermerke																																								

Verhütung oder Kinderwunsch? Die kleine Fruchtbarkeits-Statistik:

Früheste erste höhere Messung (Eisprungzeit) in diesem Zyklus an Tag

Früheste erste höhere Messung (Eisprungzeit) aller bisherigen Zyklen inkl. diesem Zyklus an Tag

Minus 8 fruchtbare Tage = frühester als fruchtbar angenommener Tag bislang

Tipp: Trage zusätzlich in der Zeile „Eisprung" deine von der Temperaturmessung unabhängige, gefühlte oder vermutete Eisprungzeit ein. Manche Frauen spüren ihre Eierstöcke zur Eisprungzeit (eigenartiges Ziehen bzw. Stechen rechts oder links unterhalb des Nabels). Auch der Scheidenschleim hat zur Eisprungzeit eine glasig-spinnbare, fast flüssige Konsistenz, ähnlich Eiklar.

Meine Monatshygiene-Produkte in diesem Zyklus:

Meine Schmerzen bzw. Schmerzmittel in diesem Zyklus:

Meine Erfahrungen mit der freien Menstruation in diesem Zyklus:

Verhütung / Kinderwunsch in diesem Zyklus:

Was in diesem Zyklus außerdem wichtig ist:

Verhütung oder Kinderwunsch? Die kleine Fruchtbarkeits-Statistik:

Früheste erste höhere Messung (Eisprungzeit) in diesem Zyklus an Tag

Früheste erste höhere Messung (Eisprungzeit) aller bisherigen Zyklen inkl. diesem Zyklus an Tag

Minus 8 fruchtbare Tage = frühester als fruchtbar angenommener Tag bislang

Tipp: Trage zusätzlich in der Zeile „Eisprung" deine von der Temperaturmessung unabhängige, gefühlte oder vermutete Eisprungzeit ein. Manche Frauen spüren ihre Eierstöcke zur Eisprungzeit (eigenartiges Ziehen bzw. Stechen rechts oder links unterhalb des Nabels). Auch der Scheidenschleim hat zur Eisprungzeit eine glasig-spinnbare, fast flüssige Konsistenz, ähnlich Eiklar.

Meine Monatshygiene-Produkte in diesem Zyklus:

Meine Schmerzen bzw. Schmerzmittel in diesem Zyklus:

Meine Erfahrungen mit der freien Menstruation in diesem Zyklus:

Verhütung / Kinderwunsch in diesem Zyklus:

Was in diesem Zyklus außerdem wichtig ist:

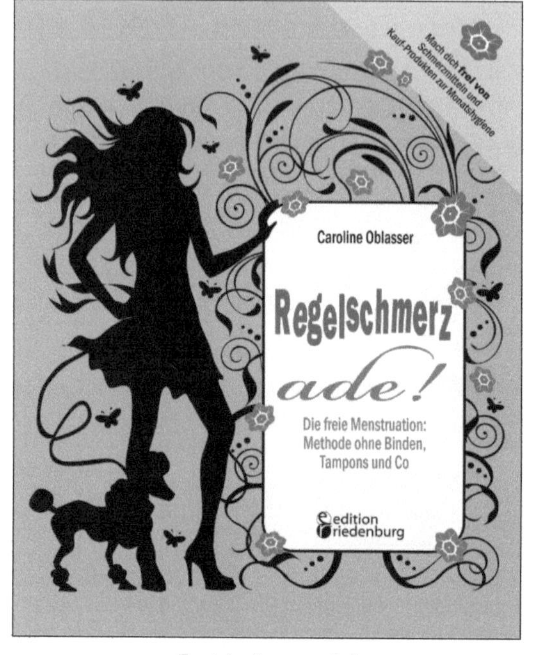

Regelschmerz ade!

Die freie Menstruation: Methode ohne Binden, Tampons und Co

Mach dich frei von Schmerzmitteln und Kauf-Produkten zur Monatshygiene!

Dies alles und noch viel mehr findest du bei editionriedenburg.at und im Buchhandel.

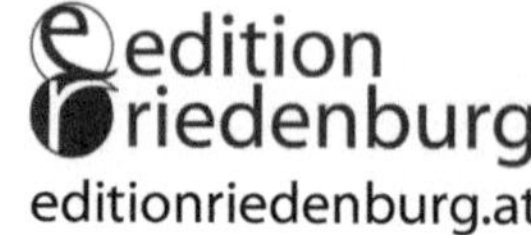

editionriedenburg.at